图解

本草纲目蔬果食疗

速查全书

于雅婷　吴剑坤　编著

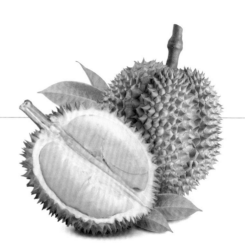

江苏凤凰科学技术出版社·南京

图书在版编目（CIP）数据

图解本草纲目蔬果食疗速查全书 / 于雅婷，吴剑坤
编著. — 南京：江苏凤凰科学技术出版社，2022.2
ISBN 978-7-5713-2548-0

Ⅰ. ①图… Ⅱ. ①于… ②吴… Ⅲ. ①《本草纲目》
—蔬菜—食物疗法—图解②《本草纲目》—水果—食物疗
法—图解 Ⅳ. ①R281.3-64②R247.1-64

中国版本图书馆 CIP 数据核字 (2021) 第 235788 号

图解本草纲目蔬果食疗速查全书

编　　　著	于雅婷　　吴剑坤
责 任 编 辑	倪　敏　　冼惠仪
责 任 校 对	仲　敏
责 任 监 制	方　晨

出 版 发 行	江苏凤凰科学技术出版社
出版社地址	南京市湖南路 1 号 A 楼，邮编：210009
出版社网址	http://www.pspress.cn
印　　　刷	天津丰富彩艺印刷有限公司

开　　　本	718 mm × 1 000 mm　　1/16
印　　　张	12
字　　　数	280 000
版　　　次	2022 年 2 月第 1 版
印　　　次	2022 年 2 月第 1 次印刷

标 准 书 号	ISBN 978-7-5713-2548-0
定　　　价	45.00 元

图书如有印装质量问题，可随时向我社印务部调换。

多彩蔬果护安康

蔬菜——人体必需的营养来源

古人云：三日可无肉，日菜不可无。

蔬菜是人体必不可少的营养来源，为人体健康贡献着独特的力量。

蔬菜所含的营养素主要为叶酸、胡萝卜素、维生素C及B族维生素等。维生素C、胡萝卜素及叶酸在黄、红、绿等深色叶菜中含量较高，而绿叶蔬菜则含有较多的钙、磷、钾、镁及微量元素铁、铜、锰等，且所含的钙、磷、铁易被人体吸收，因而成为人体所需营养物质的重要来源。

蔬菜主要分为茎叶类、瓜菜类、花蕊果实类、根茎类及菌类，不同种类的蔬菜所含的主要营养物质有所差别。

茎叶类蔬菜是矿物质和维生素的重要来源，以绿色叶菜为代表，如白菜、韭菜等含有胡萝卜素、维生素C，并含有一定量的维生素B_2。

瓜菜类蔬菜大部分在夏秋季节上市，与绿叶菜一同成为人体获得矿物质与维生素的重要来源。

花蕊果实类蔬菜大多颜色鲜艳，含有丰富的胡萝卜素和维生素C，矿物质含量也较多。豆角、豌豆等蔬菜大多富含蛋白质，且所含的维生素B_1、维生素B_2和烟酸也高于其他蔬菜。

根茎类蔬菜，如土豆、芋头等含有较多淀粉，可为人体提供热量。其所含的蛋白质、矿物质和维生素很少，但胡萝卜、红薯含有丰富的胡萝卜素，对人体有益。

菌类蔬菜含有独特的营养物质，低脂肪、高蛋白，富含维生素和矿物质，并具有增强免疫力、防癌的功效。大多数菌类蔬菜都含有维生素D、维生素B_{12}和一些微量元素。

水果——不可或缺的营养补充源

水果主要分为鲜果和干果两类。鲜果富含维生素，其中维生素C的含量尤为突出，同时还含有较多的矿物质，如钙、铁、锌、钾等，但所含的蛋白质较少。干果营养十分丰富，所含的脂肪绝大部分为不饱和脂肪酸，是人体必需脂肪酸的优质来源。此外，干果还含有丰富的蛋白质、碳水化合物及膳食纤维，尤其富含矿物质和维生素，其中钾、钠、钙、镁、铁、锌、B族维生素、维生素E的含量都较多。

水果中所含的多种营养物质对人体的生理功能起着重要的作用。

维生素A具有增强免疫力、促进肌肤细胞再生的作用，可以保持皮肤的弹性，减少皱纹，预防和治疗青春痘，并可保护眼睛，预防近视和夜盲症。富含维生素A的水果有橄榄、西瓜、橘子、桃等。

维生素C可以增强身体抵抗力，预防感冒，消除疲劳，并可降低血液中胆固醇的含量，预防血栓的形成，还可以促进新陈代谢，保持皮肤亮白。富含维生素C的水果有猕猴桃、柠檬、木瓜、草莓、荔枝、柚子等。

维生素E可以促进血液循环，降低胆固醇，防治血管硬化及血栓，预防早产及流产。富含维生素E的水果有草莓、李子、葡萄等。

钙具有壮骨强筋、抗疲劳等功效，可以强健骨骼，强化神经系统，防治失眠和骨质疏松等。富含钙的水果有山楂、橄榄、红枣等。

铁可以促进人体发育，抗疲劳，并能预防和改善缺铁性贫血，使皮肤变得红润、有光泽。富含铁的水果有樱桃、栗子、红枣、龙眼、桑葚等。

锌可降低胆固醇，加速创口愈合，还能有效改善食欲不振、动脉硬化等症状。富含锌的水果有菠萝、栗子等。

钾具有降低血压、促进身体新陈代谢的作用，能够提高血液输送氧气的能力，还可预防失眠、高血压等症。富含钾的水果有香蕉、栗子、红枣、猕猴桃、梅子等。

镁有益人体骨骼健康，还能维持人体神经的兴奋，当身体缺乏镁时容易出现抽搐现象。富含镁的水果有阳桃、龙眼、香蕉等。

蛋白质是组成细胞和血液的主要成分，为人体提供热量，是人体所需的重要营养成分。含蛋白质较多的水果有牛油果、香蕉、红枣等。

脂肪具有增强体力、保持体温的作用，还可以润肠通便。水果中所含的脂肪大多由不饱和脂肪酸组成，易被人体吸收，营养价值较高。含脂肪较多的水果有香蕉、牛油果、樱桃、榴梿、椰子等。

本书在体例编排上按照四季划分，分别介绍了不同季节最能满足人体营养需求的应季蔬果。除了相关蔬果的营养价值、食用注意事项外，还特别为读者提供了简便易操作的养生厨房和小食谱，方便您学以致用、一展厨艺。

最后，祝愿每一位读者都能吃对、吃好，四季安康！

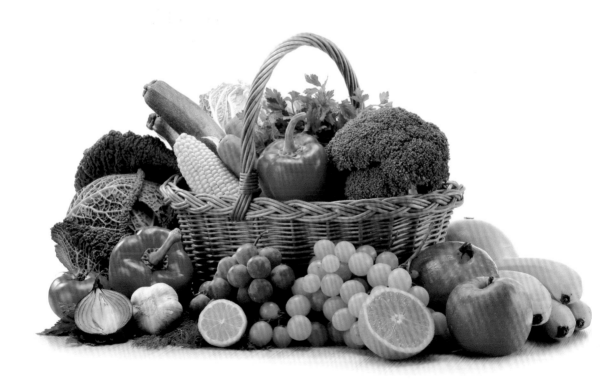

阅读导航

食物成分
用图表的形式对蔬果的营养成分进行直观的展示，便于读者了解。

蔬果概述
通过文字与图片相结合的方式，对蔬果的别名、性味、功效、所属类别等内容进行简单的介绍，使读者有一个基本认知。

功效特征
对蔬果的功效进行全面细致的解读，对其作用进行了系统的梳理。

选购小窍门
向读者介绍如何挑选优质的蔬果，方便读者在日常生活中使用。

木瓜

健脾消食 · 解痉止痛

木瓜果肉厚实、味道甜美、香气浓郁、营养丰富，有"百益之果""水果之皇""万寿果"的美称，是岭南四大名果之一。

食物成分（100克木瓜）	
热量	29千卡
碳水化合物	7克
维生素A	73微克
维生素C	43毫克
胡萝卜素	870微克
钙	17毫克
钾	18毫克
钠	28毫克
镁	9毫克

别名 番瓜、万寿果、番木瓜

性味 味甘，性平

功效 消食下乳，除湿通络，解毒驱虫

主治 消化不良、乳汁稀少，风湿痹痛

功效特征

健脾消食 木瓜具有很高的食疗价值，它所特有的木瓜蛋白酶能够帮助消化蛋白质，促进人体对食物的消化和吸收，起到健脾消食之效。

杀虫抗结核 木瓜中所含的木瓜碱和木瓜蛋白酶具有抗结核杆菌及杀灭寄生虫的作用。

增强抵抗力 木瓜中含有大量的水分、碳水化合物、维生素，以及多种人体所需的氨基酸，能够充分补充人体所需的养分，增强身体抵抗疾病的能力。

其他功效 木瓜中还含有凝乳酶，具有通乳的作用。木瓜也可防治肾炎、便秘，能促进人体的新陈代谢和抗衰老，同时还有护肤养颜的功效。此外，木瓜碱还具有抗淋巴性白血病和缓解痉挛疼痛的功用，胃痉挛、小腿痉挛者尤为适用。

选购小窍门

● 选购木瓜时，应挑选果实长椭圆形，颜色绿中带黄，果皮光滑洁净，果蒂新鲜，气味香甜，有重量感的。

20

养生厨房

木瓜 ＋ 羊肉 ＋ 胡椒 → 强健筋骨+温中暖身

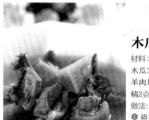

木瓜煲羊肉

材料：
木瓜30克，伸筋草15克，羊肉块250克，盐5克，味精2克，胡椒粉3克。

做法：
❶ 将木瓜、伸筋草清洗干净，木瓜去皮，去籽，切块。
❷ 锅中加水，将上述二者与羊肉共煮。
❸ 待羊肉块烂熟后，加盐、味精、胡椒粉调味即可。

养生厨房+小食谱
常见的食材，不同的搭配，简单的做法，丰富的营养，美食轻松烹饪。

中医课堂

［主治］	［材料］	［做法］
咳嗽	鲜木瓜1个	去皮后蒸熟，加蜂蜜食用
缺乳	鲜木瓜25克 ＋ 猪蹄1只	二者熬汤饮用，每日1次，连用3日
小腿痉挛，水肿	鲜木瓜25克 ＋ 粳米100克 ＋ 红糖5克	加清水熬粥，加红糖即可
银屑病	鲜木瓜25克 ＋ 蜂蜜30毫升 ＋ 生姜2克	加水煮沸，再小火炖煮，吃瓜喝汤

小食谱

木瓜银耳养颜汤

材料：
木瓜半个，银耳3朵，冰糖、枸杞子各适量。

做法：
❶ 银耳泡开，用清水洗去杂质后撕小条；枸杞子洗净。
❷ 木瓜去皮，去瓤后切块。
❸ 砂锅内加适量水，将银耳与木瓜同放入锅；大火烧开后转小火炖30分钟。
❹ 放入冰糖后继续炖30分钟。
❺ 放入枸杞子，续炖5分钟后关火即可。冷藏后食用风味更佳。

中医课堂
选用常见的材料，组成中医小配方，助您轻松应对生活中的常见不适症状。

饮食宜忌

宜
❶ 一般人群均可食用；
❷ 适宜慢性萎缩性胃炎、消化不良、肥胖患者；
❸ 适宜风湿筋骨痛、跌打扭挫伤患者；
❹ 适宜缺乳的产妇。

忌
❶ 过敏体质的人应慎食；
❷ 不宜在铁锅中煮食木瓜，因木瓜含较多果酸，果酸与铁化合物结合，人食后易恶心、呕吐。

木瓜趣谈

李时珍说，木瓜可种植，可嫁接，也可以压枝。它的叶子光而厚，果实像小瓜而有鼻。李时珍说的木瓜是药用木瓜，属蔷薇科，与本书中属番木瓜科的木瓜是两种植物。《诗经》中的名句"投我以木瓜，报之以琼琚"中的"木瓜"一词，据相关考证，也是指药用木瓜。清朝《植物名实图考》提到，"番瓜产粤东，海南家园种植。树直高二三丈……果生如木瓜大，生青熟黄，中空有子，黑如椒粒，经冬不凋。无毒，香甜可食"说的才是本书中的蔬果木瓜。

知识扩展
对蔬果进行拓展性的知识补充，既有古代名医对其医药功效、产地、形态等的记载，也有储存方法、生长周期等内容介绍，使读者对其有更全面的了解。

饮食宜忌
对蔬果的适宜人群、与其他食材搭配时应注意的事宜进行简单介绍，方便读者更安全、更健康地食用。

21

养心蔬果大推荐

心脏位于胸腔，居肺下膈上，脊柱前，胸骨后；心尖在左乳下。它相当于人体的君主，主管精神意识、思维活动，有统率、协调全身各脏腑的作用。

心气不足主要症状

❶ 气血瘀滞，血液亏虚
❷ 面色灰暗无华，唇色青紫
❸ 胸前憋闷，偶有痛感
❹ 脉象微弱无力、节律不均（有结、代、促、涩之感）
❺ 易引发心脑血管方面的问题

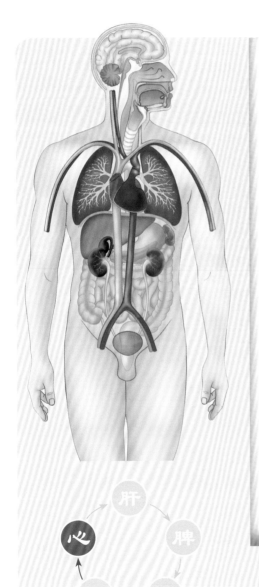

蔬果

荔枝	止呃止痛，补脑安神
龙眼	抗衰降脂，养血安神
莲子	养心安神，益肾涩精
苦瓜	防癌抗癌，降糖通便
莲藕	预防贫血，调理肠胃
丝瓜	润肤美白，通经活络
蒜薹	清肠通便，抗菌杀菌
葡萄	补血防癌，健脾和胃
松子	润肠通便，美容养颜
南瓜	驱虫杀虫，预防癌症
百合	润燥清热，安神除烦
红枣	补钙补铁，益胆和胃
核桃	降胆固醇，延缓衰老
茼蒿	养心降压，整肠健胃
竹荪	益气补脑，提高免疫
哈密瓜	清热消暑，利尿消肿
金针菜	健脑防癌，降脂养颜

养肝蔬果大推荐

肝位于腹部膈右下，左右分叶，颜色紫红。肝负责人体全身之气的疏通、生发与宣泄。人体的经络、气血、津液、营卫之气，通过全身气机的升降沉浮来运作疏导。

肝气郁结主要症状

1. 胸闷腹胀
2. 血瘀肿块，痛经，月经失调
3. 水肿痰饮
4. 郁郁寡欢，多愁善感
5. 烦躁易怒，失眠多梦

蔬果

茭白	解毒利尿，健体强身
菠菜	补铁强身，防癌抗衰
油菜	强骨解压，宽肠通便
香菇	益气补血，抗炎消肿
苋菜	清热解毒，补钙壮骨
冬瓜	减肥降脂，润肤美容
生菜	消脂减肥，清肝利胆
芹菜	降压安神，清热解毒
番茄	健胃消食，防癌抗癌
空心菜	防癌通便，消除口臭
胡萝卜	益肝明目，利膈宽肠
金针菇	强身健体，益智防癌

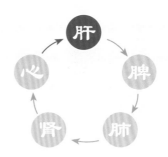

养脾胃蔬果大推荐

脾位于腹腔上，膈下，在胃的背侧，呈现紫红色，与胃互为脏腑，彼此相连。胃是人体后天之本，将水谷精微输送到全身各处，为全身各脏器供应营养，时刻都不能缺少。

脾胃虚弱主要症状

1. 腹胀便溏，食欲不振，精神萎靡，气血不足
2. 指甲、舌、唇、面色淡白，血虚，头晕眼花
3. 皮下出血，便血，尿血
4. 肌肉消瘦，四肢乏力

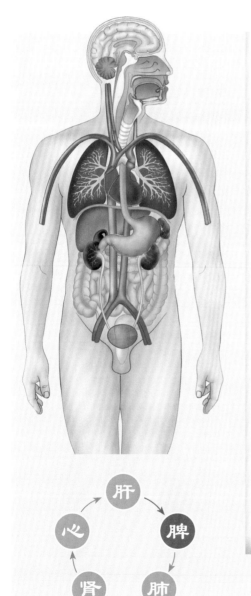

蔬果

姜	解毒杀菌，抗衰止呕
桃	利尿消肿，活血降压
木瓜	健脾消食，解痉止痛
樱桃	预防贫血，祛湿止痛
菠萝	促进消化，抑制血栓
韭菜	健胃整肠，抑菌抗菌
洋葱	祛风散寒，降低血压
芒果	益胃止呕，明目美肤
柠檬	祛斑美肤，生津止渴
椰子	补益脾胃，清热生津
黄瓜	延缓衰老，清热利尿
李子	生津润喉，清热祛斑
橙子	降低血脂，止咳化痰
山楂	健胃消食，活血化瘀
石榴	抑菌收敛，降糖降脂
柚子	降压降脂，增强体质
扁豆	增强免疫，抑制癌症
芋头	解毒防癌，补中益气
青椒	缓解疲劳，开胃消食
茄子	止血抑癌，养颜抗衰
芥菜	解毒消肿，开胃消食
白萝卜	促进消化，保护肠胃
香菜	健胃利尿，发表透疹
土豆	宽肠通便，消除水肿
猕猴桃	防癌抗癌，美容养颜
无花果	健胃消积，降低血脂

养肺蔬果大推荐

肺位于胸腔，居膈上，质地疏松，形似海绵，虚如蜂巢，得水而浮。主要功能是吐故纳新，吸清呼浊，调节人体内气机的升降出入。

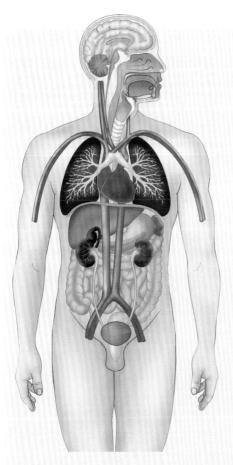

蔬果

梨	润肺清心，消痰止咳
杏	补益身体，润肠养肺
香蕉	消除疲劳，润肠通便
苹果	整肠通便，降胆固醇
梅子	增进食欲，消除疲劳
草莓	抗菌抗癌，调理身体
西瓜	利水消肿，生津解暑
橄榄	生津止渴，清热解酒
柿子	醒酒利尿，抑制病菌
黑木耳	温肺止血，补气清肠
甘蔗	清热消渴，润肺益胃
白菜	增强免疫，有助消化
银耳	滋阴润肺，防癌抗衰
荸荠	清热解毒，整肠通便

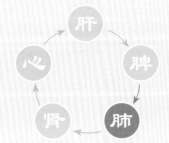

养肾蔬果大推荐

肾为人体先天之本。肾能藏精，精能生髓，滋养骨骼，故肾脏有保持人体精力充沛、强壮矫健的功能，被称为"作强之官"。

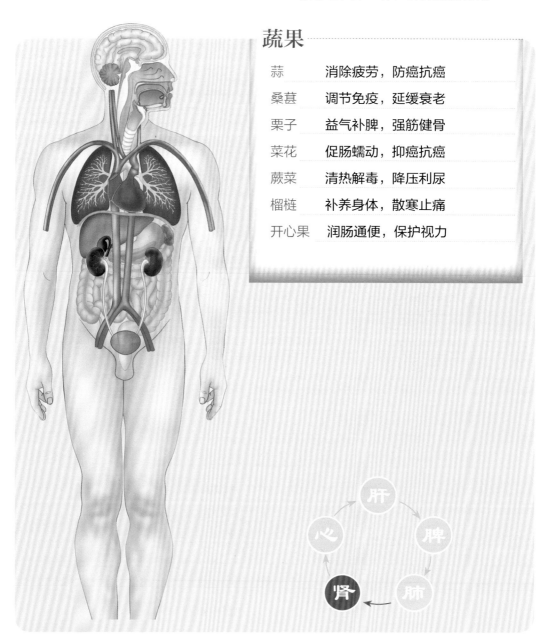

肾虚主要症状

❶ 肾阳虚，身体怕冷，手脚偏凉，夜尿频繁
❷ 肾阴虚，身体怕热，腰腿酸软，脸潮红
❸ 女性月经少、经血色暗，甚至有血块，提早绝经
❹ 男性尿急、尿频，性欲减退
❺ 骨弱无力，贫血眩晕，小儿智力发育迟缓

蔬果

蒜	消除疲劳，防癌抗癌
桑葚	调节免疫，延缓衰老
栗子	益气补脾，强筋健骨
菜花	促肠蠕动，抑癌抗癌
蕨菜	清热解毒，降压利尿
榴梿	补养身体，散寒止痛
开心果	润肠通便，保护视力

目录 | Contents

第一章　春季篇

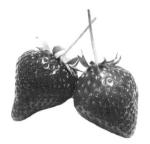

▲ 草莓
抗菌抗癌·调理身体

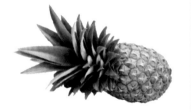

▲ 菠萝
促进消化·抑制血栓

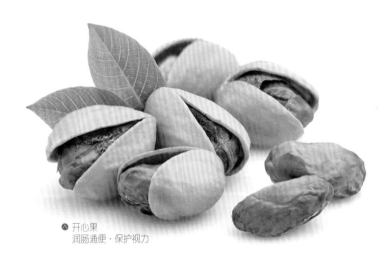

▲ 开心果
润肠通便·保护视力

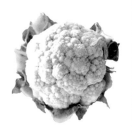

Ⓐ 菜花
促肠蠕动·抑癌抗癌

第二章　夏季篇

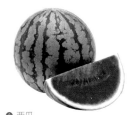

Ⓐ 西瓜
利水消肿·生津解暑

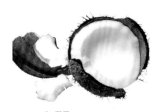

Ⓐ 椰子
补益脾胃·清热生津

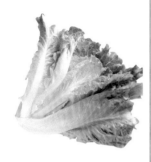

▲ 生菜
消脂减肥·清肝利胆

第三章　秋季篇

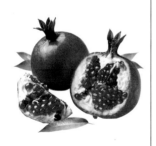

▲ 石榴
抑菌收敛·降糖降脂

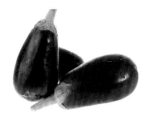

▲ 茄子
止血抑癌·养颜抗衰

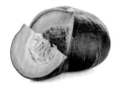

▲ 南瓜
驱虫杀虫·预防癌症

第四章 冬季篇

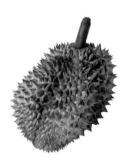

▲ 榴梿
补养身体·散寒止痛

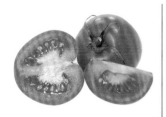

▲ 番茄
健胃消食·防癌抗癌

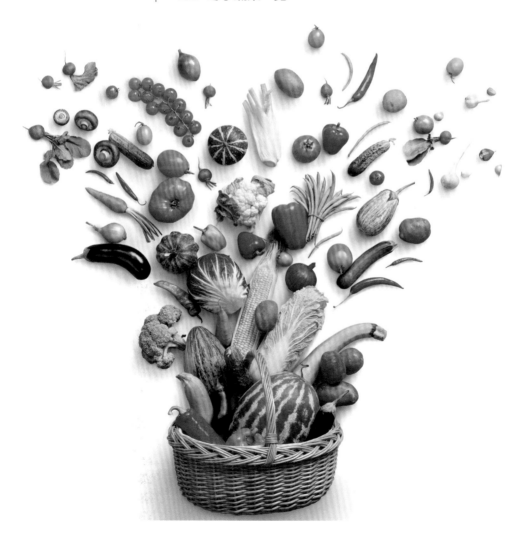

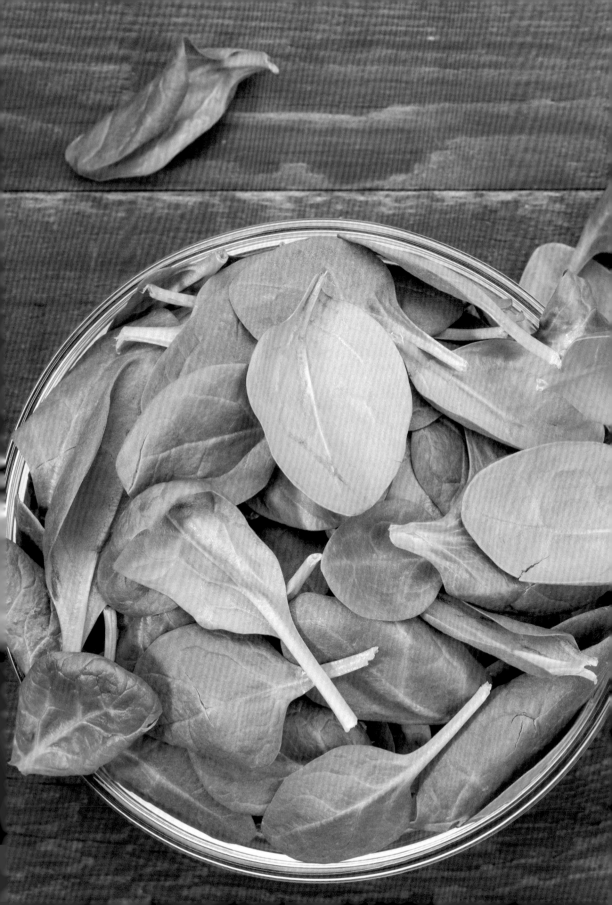

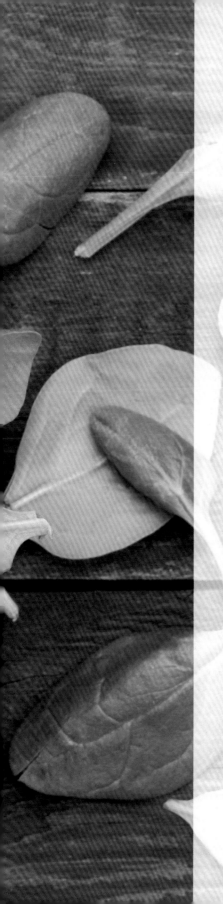

第一章

春季篇

　　"因人制宜、因时制宜、因地制宜"是中医的治疗原则，意思是无论治疗已病还是未病，都要根据人、季节及水土的变化而变化。同样，对于食物养生来说，也应遵循这一治疗原则。

　　万物复苏的春季，草木生发，身体阳气上升，身心功能被激活。但肝若过于活跃，易引发肝气疏泄太过、肝阳上亢、肝气郁结等问题。通过具有调理气机作用的食物，恢复肝的正常功能，是春季食物养生的基础。

　　此外，春季食物养生中应注意预防感冒。早春时气温仍然寒冷，人体会消耗很多热量，抵抗力也可能因此下降，因此春季应摄取富含维生素和矿物质的食物，以增强人体的抗病毒能力。

木瓜

健脾消食 · 解痉止痛

木瓜果肉厚实、味道甜美、香气浓郁、营养丰富，有"百益之果""水果之皇""万寿果"的美称，是岭南四大名果之一。

食物成分（100克木瓜）

热量	29千卡
碳水化合物	7克
维生素A	73微克
维生素C	43毫克
胡萝卜素	870微克
钙	17毫克
钾	18毫克
钠	28毫克
镁	9毫克

别名 番瓜、万寿果、番木瓜

性味 味甘，性平

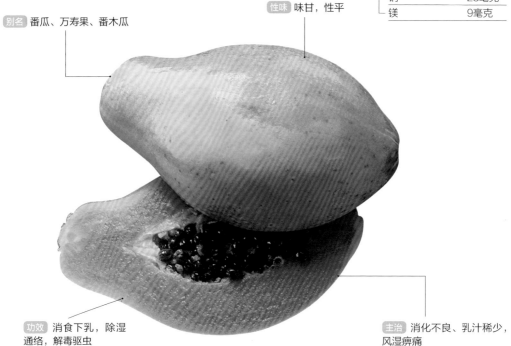

功效 消食下乳，除湿通络，解毒驱虫

主治 消化不良、乳汁稀少，风湿痹痛

功效特征

健脾消食 木瓜具有很高的食疗价值，它所特有的木瓜蛋白酶能够帮助消化蛋白质，促进人体对食物的消化和吸收，起到健脾消食之效。

杀虫抗结核 木瓜中所含的木瓜碱和木瓜蛋白酶具有抗结核杆菌及杀灭寄生虫的作用。

增强抵抗力 木瓜中含有大量的水分、碳水化合物、维生素，以及多种人体所需的氨基酸，能够充分补充人体所需的养分，增强身体抵抗疾病的能力。

其他功效 木瓜中还含有凝乳酶，具有通乳的作用。木瓜也可防治肾炎、便秘，能促进

人体的新陈代谢和抗衰老，同时还有护肤养颜的功效。此外，木瓜碱还具有抗淋巴性白血病和缓解痉挛疼痛的功用，胃痉挛、小腿痉挛者尤为适用。

选购小窍门

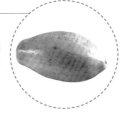

→ 选购木瓜时，应挑选果实长椭圆形，颜色绿中带黄，果皮光滑洁净，果蒂新鲜，气味香甜，有重量感的。

养生厨房

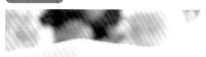

 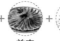

木瓜　羊肉　胡椒

➡ 强健筋骨+温中暖身

木瓜煲羊肉

材料：

木瓜30克，伸筋草15克，羊肉块250克，盐5克，味精2克，胡椒粉3克。

做法：

❶ 将木瓜、伸筋草清洗干净，木瓜去皮，去籽，切块。

❷ 锅中加水，将上述二者与羊肉块共煮。

❸ 待羊肉块烂熟后，加盐、味精、胡椒粉调味即可。

中医课堂

[主治]	[材料]	[做法]
咳嗽	 鲜木瓜1个	去皮后蒸熟，加蜂蜜食用
缺乳	+ 鲜木瓜25克　猪蹄1只	二者熬汤饮用，每日1次，连用3日
小腿痉挛，水肿	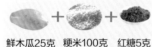 鲜木瓜25克　粳米100克　红糖5克	加清水熬粥，加红糖即可
银屑病	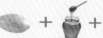 鲜木瓜25克　蜂蜜30毫升　生姜2克	加水煮沸，再以小火炖煮，吃瓜喝汤

小食谱

木瓜银耳养颜汤

材料：

木瓜半个，银耳3朵，冰糖、枸杞子各适量。

做法：

❶银耳泡开，用清水洗去杂质后撕小条；枸杞子洗净。

❷木瓜去皮，去瓤后切块。

❸砂锅内加适量水，将银耳与木瓜同放入锅；大火烧开后转小火炖30分钟。

❹放入冰糖后继续炖30分钟。

❺放入枸杞子，续炖5分钟后关火即可。冷藏后食用风味更佳。

饮食宜忌

宜
- ➡一般人群均可食用；
- ➡适宜慢性萎缩性胃炎、消化不良、肥胖患者；
- ➡适宜风湿筋骨痛、跌打扭挫伤患者；
- ➡适宜缺乳的产妇。

忌
- ➡过敏体质的人应慎食；
- ➡不宜在铁锅中煮食木瓜，因木瓜含较多果酸，果酸与铁化合物结合，人食后易恶心、呕吐。

木瓜趣谈

李时珍说，木瓜可种植，可嫁接，也可以压枝。它的叶子光而厚，果实像小瓜而有鼻。李时珍说的木瓜是药用木瓜，属蔷薇科，与本书中属番木瓜科的木瓜是两种植物。《诗经》中的名句"投我以木瓜，报之以琼琚"中的"木瓜"一词，据相关考证，也是指药用木瓜。清朝《植物名实图考》提到，"番瓜产粤东，海南家园种植。树直高二三丈……果生如木瓜大，生青熟黄，中空有子，黑如椒粒，经冬不凋。无毒，香甜可食"说的才是本书中的蔬果木瓜。

香蕉

消除疲劳 · 润肠通便

香蕉是一种营养十分丰富的热带水果。香蕉含有碳水化合物、柠檬酸、蛋白质、维生素B_2、钾，以及丰富的膳食纤维。

香蕉属于高热量水果，每100克果肉中所含热量达93千卡。目前，世界上一些热带地区的人们仍以香蕉作为主要粮食。

食物成分（100克香蕉）	
热量	93千卡
碳水化合物	22克
维生素A	10微克
维生素C	8毫克
维生素B_2	20微克
胡萝卜素	60微克
钙	7毫克
磷	28毫克
钾	256毫克
镁	43毫克

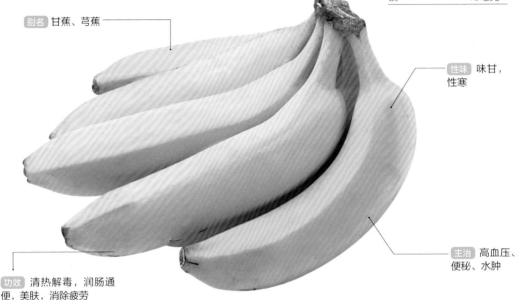

别名 甘蕉、芎蕉

性味 味甘，性寒

功效 清热解毒，润肠通便，美肤，消除疲劳

主治 高血压、便秘、水肿

功效特征

消除疲劳 香蕉中所含的维生素B_2与柠檬酸具有互补的效果，它们能形成分解疲劳因子的乳酸和丙酮酸，从而缓解身体疲劳。正是由于香蕉含有以上两种营养成分，才成为运动员补充能量的主要食物来源之一。

消除水肿 据研究，香蕉还含有大量的钾元素，一根香蕉中钾的含量相当于2~3粒钾锭。钾能排除体内多余的盐分，而且具有利尿作用，有助于水分的代谢，因此可以辅助消除水肿。

润肠通便 香蕉的水溶性膳食纤维中含有果胶与寡糖，有润肠通便、整肠的作用。寡糖还能增加肠内乳酸杆菌的数量，促进肠胃蠕动，从而改善便秘症状。

降压抑菌 香蕉有降压作用，适合高血压患者食用，而且对大便干结者、痔疮出血者也很适宜。香蕉果皮含蕉皮素成分，能抑制细菌、真菌的滋生。

选购小窍门

➡ 选购香蕉时，首先要看颜色，如果表皮颜色鲜黄光亮，两端带青，表示成熟度较好；若果皮全青，则比较生；而果皮变黑的，则过于熟。其次，用手轻轻捏一下香蕉，有些硬的就比较生，太软则过熟。

养生厨房

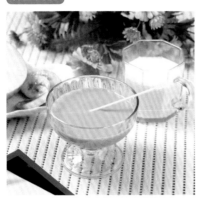

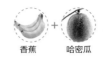

香蕉　　哈密瓜

➔ 消除水肿+降血压

香蕉哈密瓜奶

材料:
香蕉2根,哈密瓜150克,脱脂鲜奶200毫升。

做法:
❶ 将香蕉外皮去掉,切成大小适当的块。

❷ 将哈密瓜洗干净,去掉外皮,去掉瓤,切成小块,备用。

❸ 将所有材料放入果汁机内搅打2分钟即可。

中医课堂

[主治]	[材料]		[做法]
皮肤皲裂	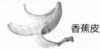 香蕉皮适量		用香蕉皮内面擦拭皮肤皲裂处
痔疮	香蕉2根		连皮炖熟后食用,每日1次
高血压	香蕉梗400克	红枣15克	加水浓煎,每日分3次服用
慢性咽炎	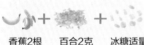 香蕉2根　百合2克　冰糖适量		加水炖20分钟,饮汁吃香蕉

小食谱

美味香蕉派

材料:
飞饼皮1袋,香蕉2根,蛋液适量。

做法:
❶ 飞饼皮解冻好后,取出切成方形。

❷ 香蕉去皮,切碎,包入方形飞饼中。

❸ 用叉子在飞饼四周压边,并均匀地刷上蛋液。

❹ 在飞饼表皮上剪开几个口。

❺ 烤箱以190℃预热,放入飞饼烤25分钟左右,至香蕉派表皮金黄即可。

饮食宜忌

宜

➔ 适合高血压、冠心病、动脉硬化患者;

➔ 适合口干烦躁、咽干喉痛、痔疮患者;

➔ 适合大便干燥、上消化道溃疡患者。

忌

➔ 糖尿病患者,脾胃虚寒、便溏腹泻的人不宜多食;

➔ 肾炎及肾功能不全者忌食;

➔ 食用没熟透的香蕉会加重便秘。

香蕉面面观

【出产地】原产于亚洲东南部,我国以海南、台湾、广东栽培多。

【所属科系】属芭蕉科植物。

【成熟周期】第一次种植收获果实需要10~15个月,之后可以连收。

【种植时间】春季种植在二月中下旬;秋季种植在九月中下旬。

【食用部分】果实。

【药用部分】香蕉皮:治皮肤瘙痒、干裂。花:治胃痛。叶:消炎止痛。汁:治烫伤。香蕉根:清热凉血,解毒。

苹果

整肠通便 · 降胆固醇

苹果是美容佳品，常食能减肥，又可使皮肤润滑柔嫩，加上其营养丰富，备受人们喜爱。生活中有句谚语说："一天一个苹果，医生远离我。"

食物成分（100克苹果）

热量	54千卡
碳水化合物	13.5克
维生素A	3微克
维生素C	4毫克
维生素H	66微克
胡萝卜素	20微克
钙	4毫克
磷	12毫克
钾	119毫克
镁	4毫克

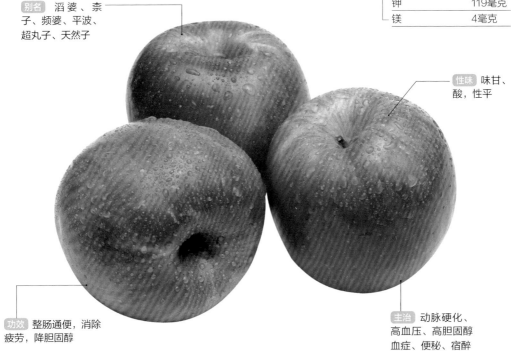

别名 滔婆、柰子、频婆、平波、超丸子、天然子

性味 味甘、酸，性平

功效 整肠通便，消除疲劳，降胆固醇

主治 动脉硬化、高血压、高胆固醇血症、便秘、宿醉

功效特征

整肠通便 苹果含有丰富的、具有整肠作用的水溶性膳食纤维——果胶，有助于肠胃蠕动，也可防治便秘。另外，果胶原在苹果果皮中的含量多于果肉部分，因此食用苹果时尽可能连同外皮一起吃。

消除疲劳 苹果的酸味来源于其所含的苹果酸、柠檬酸、酒石酸等有机酸，它们与为身体提供能量的果糖及葡萄糖互相合作，可消除疲劳，稳定情绪。

利尿消肿 苹果所含的钾元素能促进钠盐的排出，具有利尿作用，可消除水肿。

降胆固醇 苹果中的果胶等纤维素有吸附胆固醇，并使之随粪便排出体外的功效，从而降低血液中胆固醇的含量。

选购小窍门

➡ 挑选苹果时，应选择果肉硬脆、无疤痕，且外皮颜色不混浊、具鲜艳色彩的。

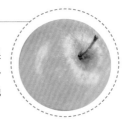

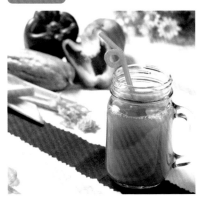

养生厨房

 苹果 + 西芹 + 苦瓜 + 芦笋 → 瘦身美容+护肝醒酒

苹果西芹芦笋汁

材料：

苹果1个，西芹50克，青椒半个，苦瓜半个，芦笋50克，凉开水100毫升。

做法：

❶ 将苹果去皮，去籽，切块；西芹、芦笋洗净后切段；青椒、苦瓜去蒂，去籽，洗净后切块。

❷ 所有材料都放入榨汁机榨成汁即可。

中医课堂

［主治］		［材料］	［做法］
高血压		苹果若干	去皮去核，切块榨汁，每次100克
反胃		苹果300克	削皮去核，切块加水煮汤服
口腔溃疡		苹果2~3个	洗净，加水煮熟，连皮带水一起吃
大便干结		苹果1~2个	洗净，早晚空腹时连皮吃

小食谱

拔丝苹果

材料：

苹果2个，淀粉80克，白糖100克，食用油适量。

做法：

❶ 苹果削皮，去核后切成块，放入容器中，与淀粉搅拌均匀。

❷ 锅中倒油，待油烧至七成热时，倒入裹了淀粉的苹果块，炸至金黄后捞出。

❸ 另起锅倒油，倒入白糖，不断搅拌，以小火慢熬，直至糖浆黏稠、变色。

❹ 倒入苹果块，翻搅至苹果块均匀裹上糖浆即可。

饮食宜忌

宜
- 适宜慢性胃炎、消化不良、气滞不通者食用；
- 适宜便秘、高血压、高脂血症患者；
- 肥胖、维生素缺乏者可经常食用。

忌
- 糖尿病患者不宜多吃；
- 脾胃虚弱者少吃。

苹果面面观

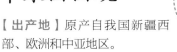

【出产地】原产自我国新疆西部、欧洲和中亚地区。

【所属科系】属蔷薇科植物的果实。

【成熟周期】果树种植后两三年便可以结果。

【食用部分】果肉。

【药用部分】果皮：治反胃吐酸、痢疾、妊娠呕吐、肝硬化腹水、咳痰。叶：治产后血晕、月经不调、发热、风湿肿痛、关节炎。

梨

润肺清心 · 消痰止咳

我国是梨的原产地之一，梨的品种较多。梨鲜嫩多汁，酸甜适口，因其含水量达90%，故有"天然矿泉水"之称。

食物成分（100克梨）

热量	44千卡
蛋白质	0.4克
碳水化合物	13.3克
维生素A	6微克
维生素C	6毫克
维生素E	1.34毫克
叶酸	5微克
钙	3毫克
铁	0.5毫克
磷	14毫克

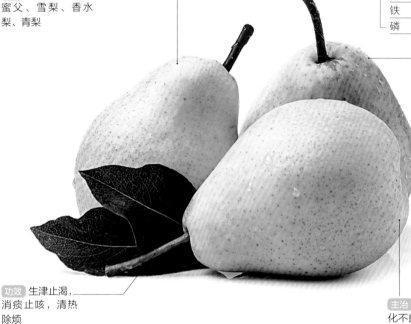

别名 快果、果宗、蜜父、雪梨、香水梨、青梨

性味 味甘、微酸，性凉

功效 生津止渴，消痰止咳，清热除烦

主治 咳嗽、咳痰、消化不良、咽喉干痛

功效特征

促进消化 梨含有能促进蛋白质消化的酶，因此可以帮助消化肉类。饭后吃梨可促进胃酸分泌，助消化。人们也经常在食用肉类菜肴后把梨当作甜点。

生津止渴 梨是一种可以生津止渴的水果。它的甜味来源于所含有的果糖、葡萄糖和蔗糖，并且它的酸味较少。恰到好处的甜味及丰富的果汁，使其特别适合因患感冒或扁桃体炎而喉咙疼痛的人食用。

清热除烦 梨可以缓解宿醉，而且其性凉，能清热除烦，常食可改善头晕目眩的症状。梨含有天冬氨酸，这种物质能提升身体抵抗疲劳的能力，增强体力。

消痰止咳 梨含有糖苷、鞣酸等成分，很适合肺结核患者食用。冰糖炖梨可滋阴润肺，治干咳。肺热久咳者可用梨加蜂蜜熬制成梨膏服用。

选购小窍门

➡ 选购梨时，首先要看皮色，皮细薄，没有虫蛀、破皮、疤痕和变色的，质量比较好；其次，应选择形状饱满、大小适中、没有畸形和损伤的梨；再次，看肉质，肉质细嫩、脆，果核较小的口感比较好。

养生厨房

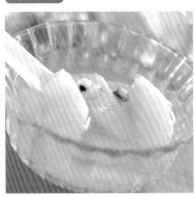

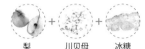
梨 ＋ 川贝母 ＋ 冰糖 ➡ 止咳+平喘+清热

川贝梨子饮

材料：

川贝母10克，梨1个，冰糖适量。

做法：

❶ 将川贝母冲洗干净；梨去皮、核，切成块。

❷ 川贝母、梨下入锅中，加适量水和冰糖，煮沸后再煲10分钟即可。

中医课堂

［主治］	［材料］		［做法］
恶心反胃	梨1个	＋ 丁香15枚	梨去核纳入丁香，煨熟去丁香食梨
咳嗽痰多	梨1个	＋ 川贝母粉3克	梨去核纳入川贝母粉，炖熟吃梨饮汤
喉咙干痛	梨1个	＋ 蜂蜜60毫升	梨洗净连皮切碎，加蜂蜜炖煮
久痢	梨皮适量	＋ 石榴皮适量	二者取适量煎服

小食谱

薄荷枸杞梨粥

材料：

梨1个，薄荷叶、大米、枸杞子、冰糖各适量。

做法：

❶ 梨去皮切块，枸杞子、大米、薄荷叶洗净备好。

❷ 锅中加适量清水，放入薄荷叶煮5分钟，然后焖5分钟。

❸ 挑出薄荷叶，只剩汁水，下入浸泡过的大米，大火烧沸转中火煮1小时。

❹ 大米煮至软烂后，加入梨和枸杞子再煮5分钟。

❺ 加入冰糖至溶化即可。

饮食宜忌

宜

➡ 适合咳嗽、咽喉发痒干痛患者食用；

➡ 适合慢性支气管炎、肺结核、肝炎患者食用；

➡ 适合高血压、心脏病、肝硬化患者食用；

➡ 适合饮酒后或宿醉者食用。

忌

➡ 患有慢性肠炎、胃寒的人忌食生梨；

➡ 糖尿病患者忌食。

古代名医论

李时珍说：梨树高二三丈，叶尖光腻有细齿，二月开白花像雪，花为六瓣。梨有青、黄、红、紫四种颜色。乳梨即雪梨，鹅梨即绵梨，消梨即香水梨。这几种梨都是上品，可以治病。其他如青皮、早谷、半斤、沙糜等梨都粗涩不堪，只可蒸煮及切后烘制成脯。还有一种醋梨，用水煮熟后则甜美不损人。

樱桃

预防贫血 · 祛湿止痛

樱桃因外形美丽、味道酸甜可口，且营养丰富，一直受到人们的青睐。樱桃的成熟期早于其他水果，因而有"百果第一枝"的美誉。

热量	46千卡
蛋白质	1.1克
碳水化合物	10.2克
维生素A	35微克
维生素C	10毫克
胡萝卜素	210微克
叶酸	38微克
钾	232毫克
磷	27毫克
铁	0.4毫克

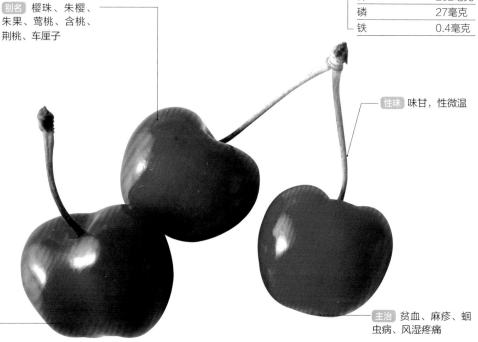

别名 樱珠、朱樱、朱果、莺桃、含桃、荆桃、车厘子

性味 味甘，性微温

主治 贫血、麻疹、蛔虫病、风湿疼痛

功效 预防贫血，祛湿止痛，驱虫杀虫

功效特征

预防贫血 樱桃含有丰富的铁元素，常食可补充铁元素，防治缺铁性贫血，还能增强体质，补益大脑。

祛湿止痛 樱桃具有补中益气、健脾和胃、祛风湿的功效，因此食用樱桃可辅助治疗食欲不振、消化不良，也可适当抑制痛风引起的疼痛及关节炎。

杀虫 此外，樱桃树根有很好的驱虫、杀虫作用，能祛除体内的蛔虫、蛲虫等。

美容养颜 樱桃含有多种营养素，尤其是富含铁元素，有促进血红蛋白合成、润肤、美

容、防皱等作用。经常食用樱桃可美容养颜，使皮肤变得红润、光滑、嫩白。

选购小窍门

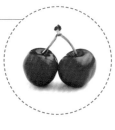

➡ 选购樱桃时，要选择果实新鲜、色泽亮丽、个大均匀的，千万不要买烂果或裂果，而且最好挑选颜色较为一致的。

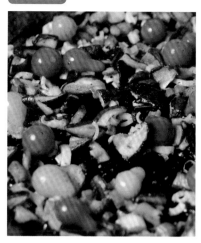

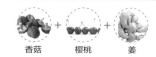

香菇 + 樱桃 + 姜　⮕ 补中益气+祛风除湿

香菇樱桃

材料:

香菇80克，樱桃50颗，豌豆苗50克、盐、白糖、料酒、姜末、酱油、淀粉、食用油各适量。

做法:

❶ 香菇、樱桃洗净，香菇切块；豌豆苗洗净切段。

❷ 油锅烧热，放入香菇炒熟，加入姜末、料酒拌匀，再加酱油、白糖、盐烧沸后，改为小火煨烧片刻。

❸ 把豌豆苗加入锅中，入味后用淀粉勾芡，然后装盘放上樱桃即可。

中医课堂

[主治]	[材料]	[做法]
咽喉炎初起	樱桃50克	樱桃洗净，早晚各嚼1次
风湿性关节炎	樱桃350克	将樱桃洗净，煎汤代茶饮
缺铁性贫血	樱桃300克 + 白糖150克	樱桃洗净，加水煮20分钟后加白糖煮沸后饮

小食谱

樱桃芒果冰饮

材料:

樱桃10颗，芒果2个，健力宝（或其他喜爱的饮料）1听，冰块适量。

做法:

❶取一玻璃杯，樱桃洗净，去核后放入杯底，以小勺压成一半果泥的状态。

❷芒果去皮，去核，切成小块，放入果汁机，倒入少量健力宝后，搅打成泥。

❸把冰块放入樱桃泥，往玻璃杯中倒入剩余的健力宝，再将芒果泥倒入即成。

饮食宜忌

宜
- ⮕一般人群均可食用；
- ⮕尤其适宜体质虚弱、消化不良者食用；
- ⮕适宜风湿腰腿痛患者食用。

忌
- ●有溃疡症状和上火症状的人应慎食；
- ●糖尿病患者需忌食；
- ●樱桃性温助火，不宜多食。

樱桃面面观

【出产地】主要产自北半球地区。

【所属科系】属蔷薇科果树。

【种植时间】秋季。

【成熟周期】花期3~4月，果期5月。

【食用部分】果实。

【药用部分】果汁：治各种疹子。果核：治疝气痛、麻疹。种仁：治便秘，利尿。根：治肝火旺、妇女气血不和、闭经。叶：治寒食积、腹泻、咳嗽、吐血。枝：治胃寒脘痛、咳嗽、雀斑。

梅子

增进食欲 · 消除疲劳

梅子是一种亚热带水果，原产自中国。自古以来，人们就认为梅子具有生津解渴的作用，是一种宝贵的食疗佳品。

食物成分（100克梅子）

热量	28千卡
蛋白质	0.8克
碳水化合物	5.7克
维生素A	7微克
维生素C	9毫克
维生素H	19微克
胡萝卜素	40微克
叶酸	26微克
钾	149毫克
钙	14毫克

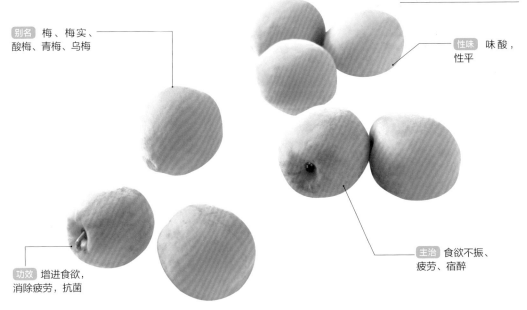

别名 梅、梅实、酸梅、青梅、乌梅

性味 味酸，性平

主治 食欲不振、疲劳、宿醉

功效 增进食欲，消除疲劳，抗菌

功效特征

增进食欲 梅子含有丰富的柠檬酸与苹果酸，柠檬酸能促进肠胃蠕动，增进食欲，消化蛋白质。加工成咸梅等食品后，同样具有促进食欲的功效。由于梅子味酸，因此不宜过量生食。

消除疲劳 梅子中的柠檬酸与钙结合后，能强化骨骼、促进铁的吸收和血液循环，而且它可避免血液中乳酸的囤积，因而也可防止肩膀酸痛、腰痛、肌肉疲劳或疼痛等症。

保健防病 由于梅子富含维生素，因此具有预防感冒与改善宿醉的功效；另外，柠檬酸能使血液循环顺畅，具有消除疲劳与减缓衰老的功效。

抗菌 乌梅是由青梅加工熏制而成，能使胆囊收缩，促进胆汁分泌，并有抗蛋白过敏的作用。乌梅对大肠杆菌、痢疾杆菌、绿脓杆菌、伤寒杆菌、结核杆菌、霍乱弧菌等均有显著的抑制作用，对各种皮肤真菌也有抑制作用。

选购小窍门

➜ 梅子的品种及外形会因产地的不同而不同，挑选时需选大小均匀、无伤痕或斑点的。如果是用于浸泡梅酒，就挑选翠绿的梅子；如果是用于浸渍咸梅，则应选择成熟的梅子。

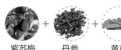

紫苏梅 + 丹参 + 黄芪 　➡ 活血化瘀+益气养阴

枣芪梅子汤

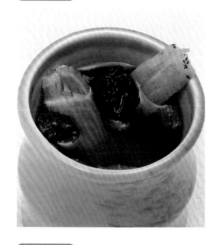

材料：

紫苏梅5颗，黑枣5颗，丹参75克，黄芪75克，冰糖2大匙。

做法：

❶ 将除冰糖外的材料分别清洗干净，沥水；黑枣不易软烂，可用温水先将其泡发。

❷ 将黑枣、丹参、黄芪与紫苏梅放入杯中，冲入沸水，盖上杯盖，闷约10分钟。

❸ 将冰糖溶化成冰糖水，冲入杯中即可。

中医课堂

［主治］	［材料］	［做法］
呕吐腹泻	青梅250克 + 白酒适量	青梅用白酒浸泡，每日饮用1小杯
消化不良	青梅30克 + 黄酒100毫升	青梅洗净，二者同蒸20分钟，分4次温服
泻痢，口干	乌梅30克 + 麦冬15克	二者洗净，加水煎汤，服用

小食谱

陈皮青梅酒

材料：

青梅200克，高粱酒120毫升，陈皮8克，冰糖120克，盐适量。

做法：

❶ 青梅洗净，放入加了适量盐的温开水中，泡15分钟后捞出并擦干水。

❷ 在玻璃罐底部放适量冰糖，把青梅放在冰糖上；一层青梅、一层冰糖交叠放入，直至装满，在罐口处放陈皮。

❸ 倒入高粱酒，将玻璃罐密封，置于阴凉通风处1个月以上。

❹ 当青梅表皮发皱、酒变色后即可饮用。静置时间越长，青梅酒颜色越深。

饮食宜忌

宜
➡ 一般人群均可食用；
➡ 适宜减肥者。

忌
➡ 胃酸过多、外感咳嗽者应忌食；
➡ 青梅果核内含有毒素氰化物，未成熟的青梅果核柔软，毒素会渗透到果肉上，因此最好不要吃生青梅。

古代名医论

李时珍说，按陆玑《诗义疏》所载，梅属于杏类，树、叶都有些像杏。梅叶有长尖，比其他树先开花。它的果实味酸，晒干成脯，可加到汤羹、肉羹中，也可含在嘴里吃，能香口。采半黄的梅子用烟熏制为乌梅；青梅用盐腌后晒干，为白梅。也可将梅蜜煎，或用糖腌后制成果脯食用。取熟梅榨汁晒后成梅酱。只有乌梅、白梅可以入药。夏季，可用梅酱来调水喝，能解暑渴。

菠萝

促进消化 · 抑制血栓

菠萝原产于巴西，是热带和亚热带地区的著名水果。菠萝肉色金黄，香味浓郁，甜酸适口，富含蛋白质、钙、维生素B_1、维生素C和膳食纤维，是适合用作甜点的水果。

食物成分（100克菠萝）	
热量	41千卡
蛋白质	0.5克
碳水化合物	10.8克
维生素B_1	0.04毫克
维生素C	18毫克
胡萝卜素	20微克
叶酸	11微克
泛酸	0.28毫克
钾	113毫克
钙	12毫克

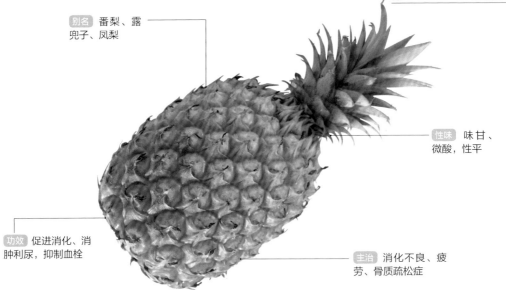

别名 番梨、露兜子、凤梨

性味 味甘、微酸，性平

功效 促进消化、消肿利尿，抑制血栓

主治 消化不良、疲劳、骨质疏松症

功效特征

促进消化 菠萝中所含的菠萝蛋白酶能软化肉类。菠萝的酸味来源于其所含的丰富的柠檬酸，因此能促进胃液分泌，帮助消化，并促进营养吸收。但应注意的是，食用未成熟的菠萝反而会引起消化不良。

消肿利尿 菠萝蛋白酶能溶解阻塞于组织的纤维蛋白，具有消炎、消肿和分解肠内腐败物质的作用，因此能止泻、利尿、局部抗炎、消水肿。

消除疲劳 菠萝所含的维生素B_1能消除疲劳、减缓衰老。

抑制血栓 菠萝所含的菠萝蛋白酶、生物苷能使血凝块消散，抑制血栓形成。对于冠状动脉和脑动脉血栓引起的心脏病有缓解作用，适合心脏病患者食用。

选购小窍门

➜ 挑选菠萝时，应选外观具重量感，而且能散发出浓醇香味的菠萝。如果用手指压果实会稍微下陷，则表示已经成熟。

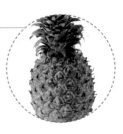

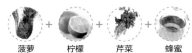

菠萝 + 柠檬 + 芹菜 + 蜂蜜 ➡ 通便+利尿+消除水肿

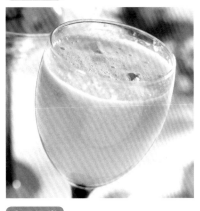

菠萝芹菜蜜汁

材料：

菠萝150克，柠檬1/2个，芹菜100克，蜂蜜15毫升，凉开水60毫升，冰块70克。

做法：

❶ 菠萝去皮，切块；柠檬洗净，对切后取1/2榨汁，1/2切片；芹菜去叶，洗净，切小段。

❷ 所有材料放入果汁机内，高速搅打40秒即可。

中医课堂

[主治]	[材料]	[做法]
糖尿病致口渴	菠萝叶适量	洗净后捣汁，开水送服
肠炎腹泻	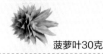 菠萝叶30克	洗净，水煎后服用，每日2次
中暑晕厥	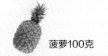 菠萝100克	去皮，捣成浆状，饮服
支气管炎	菠萝肉120克 + 蜂蜜30毫升	菠萝肉水煎后调蜜服用，每日2次

小食谱

菠萝酥

材料：

去皮菠萝200克，蛋挞皮9个，白糖40克，蛋液、黑芝麻各适量。

做法：

❶ 菠萝洗净后切小块，放入绞肉机中搅打成馅。

❷ 将菠萝馅放入不粘锅中翻炒，加入白糖，炒至浓稠即可盛出。

❸ 蛋挞皮提前软化好，包入菠萝馅；在蛋挞皮上均匀刷上蛋液，并撒上适量黑芝麻。

❹ 烤箱以180℃预热好，放入做法❸的材料烤20分钟左右，至菠萝酥上色即可。

饮食宜忌

宜

➡ 一般人群均可食用；

➡ 尤其适宜消化不良、身热烦躁者；

➡ 高血压、支气管炎患者适宜食用。

忌

➡ 患有消化性溃疡、肾病、凝血功能障碍的人忌食；

➡ 发热及患有湿疹、疥疮的人不宜多吃。

菠萝面面观

【出产地】原产自巴西。

【所属科系】属凤梨科草本植物。

【成熟周期】菠萝的花期在2~4月，自然成熟期一般在6~8月。

【食用部分】果肉、汁。

【药用部分】果肉：生津止渴，清热除烦，消肿利尿，健胃消食，益脾胃，预防胃肠癌，解暑，解酒，助消化，降血压。果皮：利尿，止泻，治痢疾。茎：利湿，助消化，治食积、腹泻。果汁：治热咳、支气管炎、咽喉痛。叶：抗氧化，止泻。

桃

利尿消肿 · 活血降压

在我国传统文化中，桃一直作为福寿祥瑞的象征，被人们冠以"寿桃"的美称。

食物成分（100克桃）	
热量	48千卡
蛋白质	0.9克
碳水化合物	12.2克
维生素H	45微克
维生素C	7毫克
胡萝卜素	20微克
叶酸	5微克
钾	166毫克
钙	6毫克
镁	7毫克

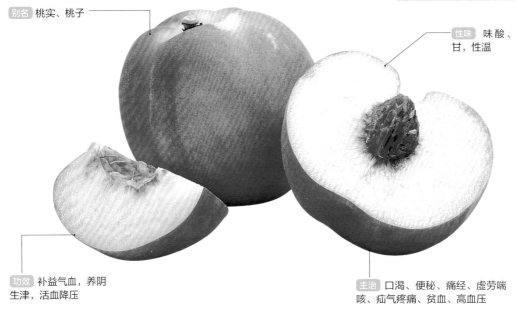

别名 桃实、桃子

性味 味酸、甘，性温

功效 补益气血，养阴生津，活血降压

主治 口渴、便秘、痛经、虚劳喘咳、疝气疼痛、贫血、高血压

功效特征

补益气血 桃不仅营养丰富，而且有很高的食疗作用。它能补益气血，对人体有滋补作用。

利尿消肿 桃还富含钾元素，而含钠少，非常适合水肿患者食用，有利尿消肿的作用。

养阴生津 桃含有有机酸和膳食纤维，能促进消化液的分泌，增加胃肠蠕动，增进食欲，利于消化。桃可以养阴生津，是大病后气阴亏虚者的营养佳果。

活血降压 桃仁可以活血化瘀，润肠通便，能辅助治疗闭经、跌打损伤等症。桃仁提取物有止咳、抗凝血的功效，同时能降血压，可用于辅助治疗高血压。桃仁还可减少血管通透性，促进炎症渗出物的吸收。

选购小窍门

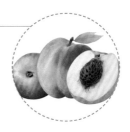

➡ 选购桃时，以形体较大、形状端正、表皮无疤痕、无虫蛀、颜色鲜亮者为佳。质量好的桃大多果肉白净，肉质细嫩，果汁多且甜味浓。

养生厨房

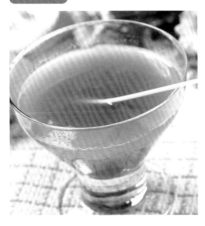

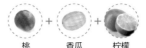

桃　香瓜　柠檬

➡ 缓解便秘+利尿消肿

桃子香瓜汁

材料：

桃1个，香瓜200克，柠檬1个，冰块少许。

做法：

❶ 将桃洗净，去皮，去核，切块；香瓜去皮，去瓤，切块；柠檬洗净，切片。

❷ 将桃、香瓜、柠檬放进榨汁机中榨出果汁，再将果汁倒入杯中，加入少许冰块即可。

❸ 依个人口味和喜好，也可以加入适量盐或蜂蜜调味。

中医课堂

［主治］	［材料］	［做法］
皮肤瘙痒	桃叶适量	加水煎汤，熏洗患处，每日1~2次
高血压，头痛	桃仁10克 ＋ 决明子10克	二者洗净，加适量水煎煮，熟后饮用
淋巴腺炎	桃叶适量 ＋ 黄酒少许	桃叶捣烂，加黄酒煮热，敷于患处
便秘	桃仁20克 ＋ 蜂蜜40毫升	将桃仁洗净捣烂，水煎去渣，加蜂蜜服用

小食谱

桃子酱

材料：

桃7个，白糖200克，盐、柠檬汁各适量。

做法：

❶将桃洗净后去核，切小块，放入榨汁机搅打成泥。

❷将桃泥放入不粘锅中，加白糖熬煮约50分钟。

❸关火，加入盐和柠檬汁，装入可密封的玻璃罐中即可。

饮食宜忌

宜

- ➡ 一般人群均可食用；
- ➡ 适宜老年体虚、身体瘦弱者食用；
- ➡ 适宜肠燥便秘、阳虚肾亏者食用。

忌

- ➡ 糖尿病患者不宜多吃；
- ➡ 内热偏盛、易生疖疮的人不宜多吃；
- ➡ 孕妇应少食；
- ➡ 未成熟的桃和已经烂的桃忌吃。

古代名医论

李时珍说，桃的品种很多，易于栽种，而且结实早。桃花有红、紫、白、千叶、二色的区别。桃有红桃、绯桃、碧桃、缃桃、白桃、乌桃、金桃、银桃、胭脂桃，都是以颜色命名；有绵桃、油桃、御桃、方桃、扁桃、偏核桃、脱核桃，都是以外形命名；有五月早桃、十月冬桃、秋桃、霜桃，都是以时令命名。

草莓

抗菌抗癌 · 调理身体

草莓属于蔷薇科多年生草本植物，原产于南美智利。草莓富含维生素C，有很强大的抗氧化功效。

食物成分（100克草莓）	
热量	30千卡
蛋白质	1克
碳水化合物	7.1克
维生素H	155微克
维生素C	47毫克
胡萝卜素	30微克
叶酸	90微克
钾	131毫克
钙	18毫克
镁	12毫克

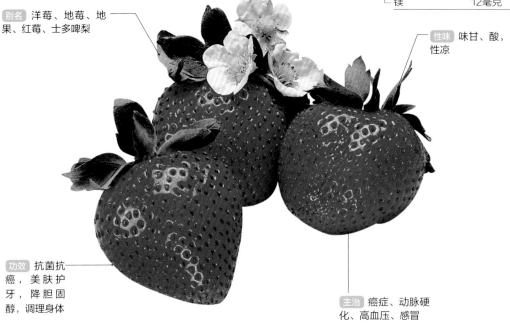

别名 洋莓、地莓、地果、红莓、士多啤梨

性味 味甘、酸，性凉

功效 抗菌抗癌，美肤护牙，降胆固醇，调理身体

主治 癌症、动脉硬化、高血压、感冒

功效特征

抗菌抗癌 草莓富含维生素C，它不仅可以辅助胶原蛋白的形成，而且可以帮助铁质的吸收；可抗菌，抑制致癌物质的产生。此外，它还可以预防感冒。

美肤护牙 对于女性来说，维生素C的功效就更重要了。它能促进肌肤的新陈代谢，是改善黑斑、雀斑、粉刺等肌肤问题的重要物质。它还能强健牙龈，有预防牙龈发炎的作用。

降胆固醇 草莓富含水溶性膳食纤维——果胶，能吸附血液中的胆固醇，改善动脉硬化、冠心病、脑出血等症。

调理身体 草莓对胃肠道不适和贫血也具有一定的调理作用，还可预防维生素C缺乏症。草莓中所含的天冬氨酸可以清除体内的重金属离子。

选购小窍门

➔ 选购草莓时，应以色泽鲜亮、颗粒中等、香味浓郁、蒂头带有鲜绿叶片、没损伤的为佳。如果草莓颜色过白或过青，都表示还没成熟。

养生厨房

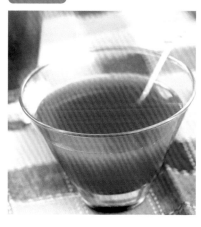

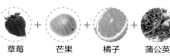 → 美容养颜+生津止渴

草莓　芒果　橘子　蒲公英

草莓橘子蔬果汁

材料：

草莓5颗，芒果1个，橘子1个，冰块少许，蒲公英少许。

做法：

❶ 将草莓洗净，去蒂；橘子洗净后连皮切成块；芒果去皮，去核，用汤匙挖取果肉；蒲公英洗净备用。

❷ 将草莓、橘子、芒果及蒲公英放入榨汁机，搅打成汁。

❸ 加入少许冰块即可。

中医课堂

［主治］	［材料］	［做法］
大便秘结	草莓50克　香油适量	草莓洗净捣烂用香油调匀，空腹服用
消化不良	草莓100克　山楂30克	二者分别洗净，加适量水煎汤饮
气虚贫血	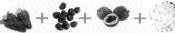 草莓适量　红枣适量　荔枝适量　糯米适量	材料洗净，加适量水，熬粥食用
肺热咳嗽	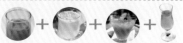 草莓汁适量　柠檬汁适量　梨汁适量　蜂蜜适量	混合调匀，分2次服用

小食谱

草莓奶茶

材料：

草莓50克，牛奶200毫升，红茶叶5克，白糖1匙。

做法：

❶ 将草莓洗净后去蒂，切成小块备用。

❷ 锅中放少许水，再放入红茶叶、草莓块，以小火煮沸。

❸ 小火煮2分钟左右，加入牛奶与白糖，煮沸后即关火，再闷3分钟左右。

❹ 用筛子过滤草莓和红茶叶后，倒入杯中即可。

饮食宜忌

宜
- ⇒ 一般人群均可食用；
- ⇒ 声音嘶哑、风热咳嗽者适合食用；
- ⇒ 烦热口干、咽喉肿痛者适合食用；
- ⇒ 癌症患者适合食用。

忌
- ● 痰湿内盛者不宜多食；
- ● 肠滑便泻者不宜多食；
- ● 尿路结石者不宜多食。

草莓面面观

【出产地】原产于欧洲、南美洲等地，如今我国各地多有种植。

【所属科系】属蔷薇科植物。

【成熟周期】草莓种植周期为三年，第一年收获很少，第二年收获很多，但第三年或三年之后，产量明显下降，需替换植株。

【种植时间】9月底至10月初。

【食用部分】果实。

【药用部分】果实：治干咳无痰、小便不利、痔疮、高血压、高脂血症、牙龈出血等。

桑葚

调节免疫 · 延缓衰老

两千多年前，桑葚已是我国皇室御用的补品。不论是传统医学还是现代医学，都视其为防病保健之佳品。

食物成分（100克桑葚）

热量	49千卡
蛋白质	1.7克
碳水化合物	9.7克
膳食纤维	4.1克
维生素E	9.8毫克
磷	33毫克
铁	0.4毫克
钾	32毫克
钙	37毫克
硒	5.6微克

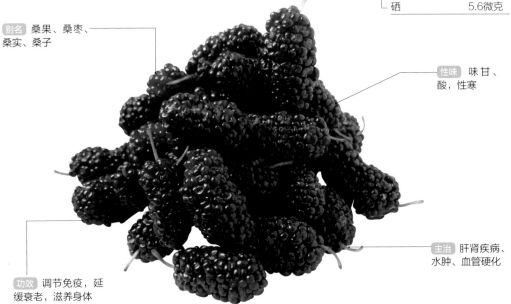

别名 桑果、桑枣、桑实、桑子

性味 味甘、酸，性寒

功效 调节免疫，延缓衰老，滋养身体

主治 肝肾疾病、水肿、血管硬化

功效特征

调节免疫 桑葚中的脂肪酸具有分解脂肪、降低血脂、防止血管硬化的作用。其中的多种活性成分，具有调整机体免疫功能、促进造血细胞生长、降血压、护肝的作用。

延缓衰老 桑葚含有丰富的天然抗氧化成分，如硒、β-胡萝卜素、黄酮等，可有效清除自由基，抗脂质过氧化，改善免疫功能，润肤美容，常用于抗衰老、生发，常吃可延年益寿。

预防癌症 桑葚中含有一种叫白黎芦醇的物质，能抑制癌细胞生长，并能抗血栓形成，起到预防癌症和血栓性疾病的作用。

滋养身体 桑葚能提高机体免疫力，调节免疫平衡，并能生津补液、利水消肿、生津止渴、润燥滑肠；还有滋阴补血、益肝肾的作用，适用于血虚肠燥型便秘、阴血不足导致的眩晕及失眠等症。

选购小窍门

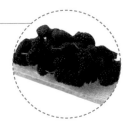

➡ 选购桑葚时，应挑选果实较大、色泽呈深紫红色的，不要选择紫中带红的，一般后者味道较酸。

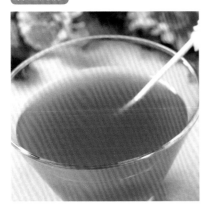

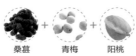

桑葚 ＋ 青梅 ＋ 阳桃　→ 刺激胃液分泌+促进食欲

桑葚青梅阳桃汁

材料：

桑葚80克，青梅、阳桃各40克，冷开水适量。

做法：

❶ 将桑葚洗净；青梅洗净，去皮，去核；阳桃洗净后切块。

❷ 将所有材料放入果汁机中搅打成汁即可。

中医课堂

［主治］	［材料］	［做法］
盗汗	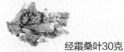 经霜桑叶30克	炒焦后搓碎，煎汤代茶饮
风湿性关节疼痛	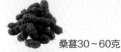 桑葚30~60克	洗净后以水煎服
阴血亏虚	 桑葚适量 ＋ 蜂蜜适量	桑葚洗净，水煎熬膏，加蜂蜜拌匀饮服
肝肾亏虚	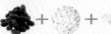 桑葚60克 ＋ 糯米60克 ＋ 冰糖适量	前二者洗净煮粥，熟时调入冰糖即可食用

小食谱

桑葚酒

材料：

桑葚300克，白酒800毫升，黄冰糖100克。

做法：

❶ 将桑葚洗净后倒入玻璃罐中。

❷ 加入黄冰糖，再倒入白酒。

❸ 将玻璃罐密封好，置于阴凉干燥处1个月后即可享用。

饮食宜忌

宜
- 适合一般人食用；
- 女性、中老年人适宜食用；
- 用眼过度者适合食用。

忌
- 桑葚性寒，不宜多吃，否则易伤脾胃；
- 脾胃虚寒作泄者不宜食用。

桑葚面面观

【出产地】在我国新疆种植较多，主要是南疆。

【所属科系】属桑科植物果实。

【种植时间】3~5月。

【成熟时间】每年4~5月开花，5~6月果实成熟。

【食用部分】果穗(桑葚)。

【药用部分】桑叶：散风热而泄肺热，清肝火。桑寄生：祛风湿，补肝肾，强筋骨。桑葚：明耳目，黑须发，解酒毒。桑枝：清热，祛风利湿，通利关节。桑皮汁：清热解毒，止血。桑根皮(桑白皮)：泻肺平喘，利水消肿。桑根：清热定惊，祛风通络。

栗子

益气补脾 · 强筋健骨

栗子营养丰富，不仅含有大量淀粉，而且含有蛋白质、维生素等多种营养素，素有"干果之王"的美誉，与红枣、柿子并称为"铁秆庄稼""木本粮食"。

食物成分（100克栗子）	
热量	185千卡
蛋白质	4.2克
碳水化合物	40.5克
维生素C	24毫克
维生素E	4.5毫克
磷	89毫克
铁	1.1毫克
钾	442毫克
钙	17毫克
镁	50毫克

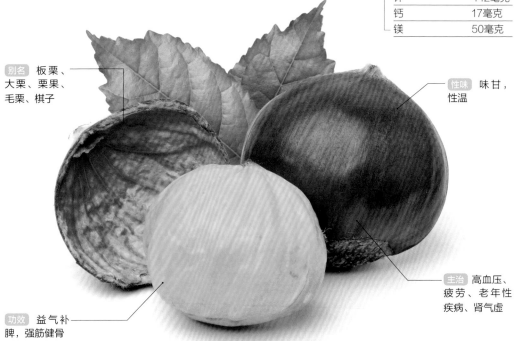

别名 板栗、大栗、栗果、毛栗、棋子

性味 味甘，性温

功效 益气补脾，强筋健骨

主治 高血压、疲劳、老年性疾病、肾气虚

功效特征

益气补脾 栗子与其他种子类果实相同，都富含蛋白质与脂肪，不过它还含有在种子上极少发现的糖类物质，能为人体提供足够的热能，促进脂肪代谢，保障人体基本营养物质的供应，具有益气补脾、厚补胃肠的功效。

补充营养 栗子中含有丰富的维生素C，100克就含有24毫克维生素C。和芋头相同，栗子中的维生素C也是被淀粉包裹起来的，因此即使加热也不易流失。栗子还富含磷、镁，以及能帮助排出钠盐的钾，因此是人体优良的膳食来源。

强筋健骨 栗子中的维生素C能够维护牙齿、骨骼、血管、肌肉的健康。栗子也可缓解腰腿酸软、筋骨疼痛、乏力等症状，可强筋健骨，对老年人具有极佳的保健作用。

选购小窍门

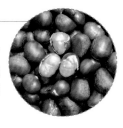

➡ 选购栗子时，要挑选有光泽、圆胖、具重量感的。如果是不新鲜的栗子，外壳会出现皱纹，而且会失去光泽。

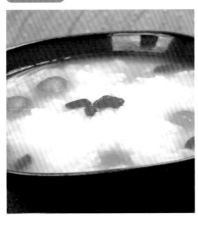

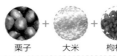

栗子 + 大米 + 枸杞子 ➡ 补益肝肾+益精养血

栗子枸杞粥

材料：

栗子200克，大米100克，枸杞子20克，盐适量。

做法：

❶ 将大米用清水淘洗干净；栗子用水烫过，冲凉，剥壳。

❷ 砂锅中加入清水、栗子和大米，用大火煮沸后，转小火熬约70分钟至九成熟。

❸ 放入枸杞子，加入盐，煮至浓稠即可。

中医课堂

［主治］	［材料］		［做法］
流鼻血	栗壳20克		炒炭存性，研细末，米汤送服
老年性消化不良	栗子50克 + 粳米100克		煮成栗子粥食用
失眠多梦，头晕	栗子适量 + 龙眼肉15克		加粳米煮粥食用，一次服完

小食谱

烤栗子

材料：

生栗子1000克，水50毫升，细砂糖10克，玉米油适量。

做法：

❶ 将细砂糖和水倒入小奶锅，加热溶化成糖水后，冷却备用。

❷ 生栗子洗净，沥干水，用刀在每个栗子上划"十"字。

❸ 在栗子上均匀地抹上玉米油，放入垫了锡纸的烤盘上，再均匀刷上糖水。

❹ 烤箱以200℃预热好，放入栗子，上下火烤25分钟左右即可。

饮食宜忌

宜
- 一般人群均可食用；
- 肾虚、腰酸腰痛、腿脚无力、小便频多的中老年人宜多食；
- 适合气管炎咳喘、内寒泄泻者食用。

忌
- 糖尿病患者应忌食；
- 婴幼儿应慎食；
- 脾胃虚弱、消化不良及患风湿病者不宜多食。

古代名医论

李时珍说，栗只能播种长成，不能移栽。按《事类合璧》载，栗树高二三丈，苞上多刺像猬毛，每枝至少长苞四五个。苞的颜色有青、黄、红三色。苞中的子或单或双，或三或四。子壳生时黄色，熟时变紫，壳内有膜裹仁，到九月霜降时才成熟。只有苞自己裂开掉出来的子才能久藏，苞没裂的子容易腐坏。栗的花呈条状，大小如筷子头，长四五寸，可用来做灯芯。

开心果

润肠通便 · 保护视力

开心果主要产于叙利亚、伊拉克、伊朗和南欧，我国仅在新疆等边远地区有栽培。它是现在人们生活中十分常见的高营养休闲干果。

食物成分（100克开心果）

热量	653千卡
蛋白质	21克
碳水化合物	19克
维生素B$_6$	1.22毫克
维生素E	4毫克
泛酸	1.1毫克
磷	440毫克
钾	970毫克
钙	120毫克
镁	120毫克

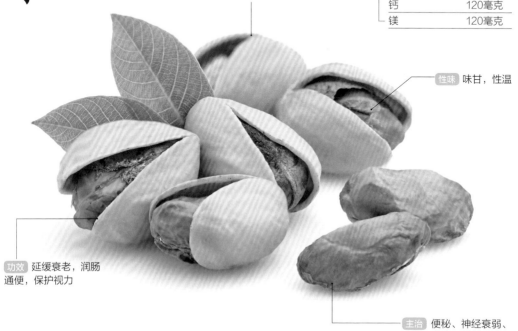

别名 必思答、绿仁果、无名子、阿月浑子

性味 味甘，性温

功效 延缓衰老，润肠通便，保护视力

主治 便秘、神经衰弱、水肿、贫血、营养不良

功效特征

延缓衰老 开心果富含膳食纤维、维生素、矿物质和抗氧化物质等，具有高纤维、高脂肪、高热量的特点，尤其是含有充足的维生素E，不仅能增强人的体质，还有抗衰老的功效。

润肠通便 开心果中含有大量的油脂，能够有效地帮助人体排出体内的毒素和杂质，有较强的润肠通便作用。

调理机体 开心果还具有很好的食疗作用，它可以温肾暖脾、理气开郁、调中顺气，对神经衰弱、水肿、贫血、营养不良、慢性泻痢等病症有很好的辅助治疗作用。

保护视力 开心果中还含有大量的抗氧化成分——叶黄素，具有保护视力的作用。对于长期看书的学生和一直对着电脑工作的白领来说，常吃开心果能有效缓解眼睛疲劳，保护视力。

选购小窍门

➡ 选购开心果时，应挑选颗粒大、果实饱满、果壳呈奶白色、果衣呈深紫色、果仁为翠绿色、开口率高的。若果壳呈现不自然的白色或果衣为黄褐色，可能是经过漂白的开心果，不利身体健康，不宜购买。

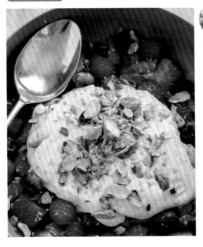

 +  ⟹ 降低血脂+保护视力

开心果　树莓　蓝莓　草莓

开心果沙拉

材料：

开心果100克，草莓4~6颗，树莓、蓝莓各适量，柠檬汁2小匙，盐、胡椒粉各少许，色拉酱适量。

做法：

❶ 将开心果炒熟，去壳。

❷ 草莓去蒂，洗净，切块；树莓、蓝莓洗净。

❸ 将开心果、草莓块、树莓、蓝莓拌匀，加入柠檬汁、色拉酱、盐、胡椒粉拌匀即可。

中医课堂

[主治]	[材料]	[做法]
眼睛干涩	开心果10颗 + 桑葚30克 + 酸奶适量	前二者洗净，放入碗中，用酸奶拌好即可食用
心气不足	开心果10颗 + 黄瓜1根 + 花生适量	黄瓜洗净切块，开心果、花生取果仁，调入盐、醋拌匀即可
神疲乏力	开心果适量 + 鳕鱼块适量 + 葱、蒜各适量	开心果取果仁，与后二者洗净后炒食
便秘	开心果5颗 + 苹果半个 + 香蕉半根	开心果取果仁，苹果洗净切块，香蕉去皮切块，以沙拉酱拌匀即可

小食谱

开心果牛奶燕麦粥

材料：

钢切燕麦粒50克，冻干草莓2颗，开心果、腰果、牛奶各适量。

做法：

❶ 将钢切燕麦粒淘洗干净后，浸泡半小时。

❷ 用电饭锅将燕麦煮熟，稍晾，倒入碗中。

❸ 往碗里倒入适量牛奶，加入开心果、腰果、冻干草莓即可。也可依个人口味调入蜂蜜。

饮食宜忌

宜
- ➡ 一般人群均可食用；
- ➡ 适合精神不济者或心脏病患者食用。

忌
- ➡ 热量很高，节食的人应少吃；
- ➡ 含有较多的脂肪，血脂高的人应少吃。

开心果面面观

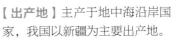

【出产地】主产于地中海沿岸国家，我国以新疆为主要出产地。

【所属科系】属漆树科植物。

【种植时间】每年3月底至4月初种植。

【成熟时间】花期为3~5月，果期为7~8月。

【食用部分】果仁。

【药用部分】果衣：抗氧化，保护视力。

果仁：治神经衰弱、水肿、贫血、营养不良。

韭菜

健胃整肠 · 抑菌抗菌

韭菜自古以来就被视为可增强体力的蔬菜。它含有丰富的维生素A、维生素E、膳食纤维，还含有保健成分——蒜素，因此被称为"精力蔬菜"。

食物成分（100克韭菜）	
热量	26千卡
蛋白质	2.4克
碳水化合物	3.2克
烟酸	0.8毫克
维生素C	24毫克
维生素E	0.9毫克
维生素A	235微克
磷	38毫克
钾	247毫克
钙	42毫克
镁	25毫克

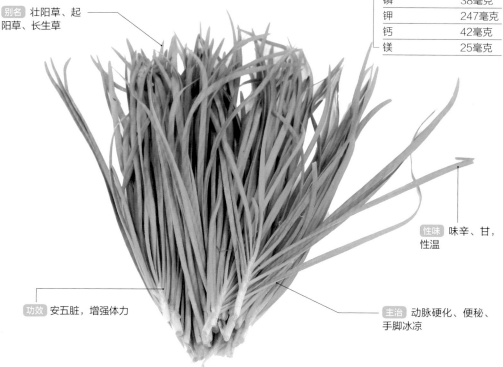

别名 壮阳草、起阳草、长生草

性味 味辛、甘，性温

功效 安五脏，增强体力

主治 动脉硬化、便秘、手脚冰凉

功效特征

抑菌抗菌 韭菜中的蒜素能提升人体对维生素B$_1$的吸收利用率，进而促进糖类代谢；而且蒜素还具有强烈的抗菌性，对大肠杆菌、金黄色葡萄球菌、痢疾杆菌及伤寒杆菌均有抑制作用，可以保护内脏。

增强体力 如果想要增强体力，食用韭菜最能发挥效果。其与含丰富蛋白质的猪肉、动物内脏等副菜搭配食用后，能更好地发挥作用。

健胃整肠 韭菜含有丰富的膳食纤维，可加快食物在胃肠内的蠕动，清洁肠壁并促进粪便的排出，预防肠癌的发生，有健胃整肠的功效。

选购小窍门

➡ 韭菜虽然一年四季皆有，但冬季到春季所出产的韭菜，叶肉薄且柔软，夏季出产的韭菜则叶肉厚且坚实。选购时要选择韭叶上带有光泽，用手抓起时叶片不会下垂，结实而新鲜水嫩的。

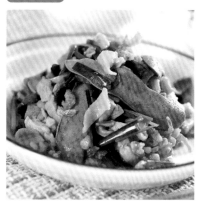

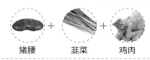

猪腰 ＋ 韭菜 ＋ 鸡肉

⊃ 温补肾阳+健脾益胃

韭菜炒鸡肉

材料：

韭菜300克，鸡肉100克，猪腰60克，虾米20克，食用油、盐、味精各适量。

做法：

❶ 将韭菜用清水洗净，切成小段；鸡肉、猪腰洗净，切片；虾米洗净。

❷ 在锅中放油，油热后放入以上材料一起炒熟，加盐、味精调味即可。

中医课堂

［主治］	［材料］	［做法］
流鼻血	韭菜适量	韭菜洗净，捣汁一杯，春夏冷服，秋冬温服
支气管炎	韭菜适量 ＋ 脆枣250克	二者洗净，水煎30分钟后，食枣饮汤
扭伤腰痛	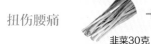 韭菜30克 ＋ 黄酒90毫升	韭菜洗净，切细，连同黄酒煮沸后，趁热饮服

小食谱

韭菜炒鸡蛋

材料：

韭菜适量，鸡蛋2个，食用油、盐各适量。

做法：

❶韭菜摘好，洗净后切段。

❷锅中放油，开火，油热后打入2个鸡蛋翻炒。

❸倒入韭菜段和盐，大火翻炒2分钟即可出锅。

饮食宜忌

宜
- ⊃一般人群均能食用；
- ⊃适宜便秘或寒性体质的人；
- ⊃适宜产后乳汁不足的女性。

忌
- ⊃韭菜易引起上火，阴虚火旺者不宜多食；
- ⊃韭菜不易消化，胃肠虚弱的人不宜多食；
- ⊃有眼疾者不宜多食。

古代名医论

李时珍说，韭菜丛生，长得很茂盛，颜色青翠。韭可以分根栽种，也可以撒籽种植。韭叶长到三寸长时便割，但不宜在中午割，且一年中割不能超过五次，如果要收种子就只割一次。八月开花成丛，收取后腌藏作为菜，叫长生韭，因其割后又生，久久不衰。九月收种子，其种子为黑色，形状扁平，需放在通风的地方阴干，勿受湿。韭作为菜，可生吃，可熟吃，是非常有益于身体的一种蔬菜。

胡萝卜

益肝明目 · 利膈宽肠

胡萝卜原产于亚洲西南部，适宜在凉爽及温和的气候条件下种植。其如此受欢迎，主要是因为含有大量的胡萝卜素，能益肝明目。

食物成分（100克胡萝卜）	
热量	37千卡
蛋白质	1克
胡萝卜素	4.1毫克
维生素C	23毫克
维生素E	0.5毫克
钠	85毫克
磷	24毫克
钾	116毫克
钙	68毫克
镁	34毫克

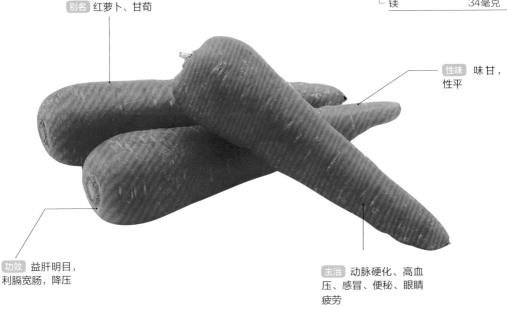

别名 红萝卜、甘荀

性味 味甘，性平

功效 益肝明目，利膈宽肠，降压

主治 动脉硬化、高血压、感冒、便秘、眼睛疲劳

功效特征

增强抵抗力 胡萝卜素在体内会转化成维生素A，从而提高身体的抵抗力。作为一种抗氧化成分，它具有抑制氧化及保护机体正常细胞免受氧化损害的作用。

降压 胡萝卜中含有丰富的钾，具有降血压的作用，特别适合高血压和冠心病患者食用。

益肝明目 胡萝卜还有补肝明目的作用，可防治夜盲症，也可强健黏膜或皮肤的修复力，因此在美容方面也具有较好的功效。

利膈宽肠 胡萝卜还含有丰富的膳食纤维，吸水性强，在肠道中体积容易膨胀，可促进肠道的蠕动，能发挥整肠的功效。胡萝卜根富含营养，可健胃、助消化。其种子为驱蛔虫药，也可降胆固醇。

选购小窍门

➲ 胡萝卜以形状坚实、颜色为浓橙色、表面光滑的为佳品。选购时，通常挑选表皮、肉质和心柱均呈橘红色，且心柱细的。此外，粗细整齐、大小均匀、不开裂的胡萝卜口感较好。

养生厨房

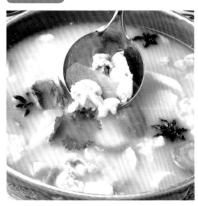

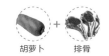 ➡ 补肝明目+调养肠胃

胡萝卜　排骨

胡萝卜炖排骨

材料：

胡萝卜300克，排骨200克，盐、葱、姜、香菜叶、八角、料酒各适量。

做法：

❶ 排骨洗净剁块，放入沸水中焯去血污。

❷ 胡萝卜洗净切块，葱、姜洗净切碎，香菜叶、八角洗净。

❸ 炖锅置火上，放入水烧沸，加入排骨、姜、葱、八角、料酒、盐炖1个小时，再放入胡萝卜块炖熟，撒入香菜叶即可。

中医课堂

［主治］	［材料］	［做法］
百日咳	胡萝卜500克 ＋ 冰糖	胡萝卜洗净，切块，榨汁加适量冰糖温服，每日2次
夜盲症	胡萝卜500克 ＋ 鳝鱼肉200克	二者洗净，切丝，加调料翻炒，连食6日
食欲不振	胡萝卜250克 ＋ 粳米100克	胡萝卜洗净切片，粳米洗净，二者煮粥食用

小食谱

胡萝卜蒜薹炒肉丝

材料：

猪肉150克，胡萝卜50克，蒜薹300克，食用油、盐、葱、姜各适量。

做法：

❶所有食材洗净，葱切末，姜、胡萝卜切丝，猪肉切丝，蒜薹切段。

❷锅中放油，加入姜丝、葱末，翻炒后倒入猪肉丝，煸炒至肉丝变色。倒入蒜薹，翻炒均匀。

❸倒入胡萝卜丝，调入盐，翻炒至熟即可。

饮食宜忌

宜

➡ 一般人都可食用；
➡ 适宜癌症、高血压患者食用；
➡ 适宜夜盲症、干眼症患者食用；
➡ 适宜营养不良、食欲不振者食用；
➡ 适宜皮肤粗糙的人食用。

忌

➡ 胡萝卜素为脂溶性维生素，大量食用易使皮肤颜色发黄，故不宜多食；
➡ 白萝卜主泻，胡萝卜为补，所以二者不宜同食。

古代名医论

李时珍说，胡萝卜在北方多地均有种植。八月下种，生苗像邪蒿，茎肥且有白毛，辛臭像蒿，不能吃。冬季挖根，生、熟都能吃，可作水果、蔬菜。根有黄、红两种颜色，微带蒿气，长五六寸，大的有手握满那么大，像刚挖的地黄及羊蹄根。三四月茎高二三尺，开碎小的白花，攒簇如伞的形状，又像蛇床花。胡萝卜子也像蛇床子，只是较蛇床子稍长而有毛，为褐色。又像莳萝子，也可作调料。

茭白

解毒利尿 · 健体强身

茭白可食用部分是地下嫩茎，质地鲜嫩，味道甘甜，被视为蔬菜中的佳品，并与莼菜、鲈鱼并称为"江南三大名菜"。

食物成分（100克茭白）

热量	23千卡
蛋白质	1.2克
碳水化合物	5.9克
烟酸	0.5毫克
维生素C	5毫克
钠	5.8毫克
磷	36毫克
钾	209毫克
钙	4毫克
镁	8毫克
铁	0.4毫克

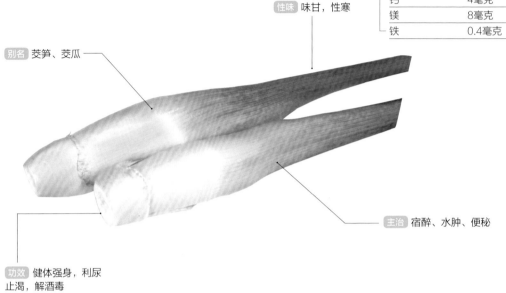

别名 茭笋、茭瓜

性味 味甘，性寒

主治 宿醉、水肿、便秘

功效 健体强身，利尿止渴，解酒毒

功效特征

健体强身 茭白中含有较多的碳水化合物、蛋白质、脂肪等，能补充人体所需的多种营养物质，具有健体强身的作用。而且其所含的有机氮素以氨基酸形态存在，能为人体提供硫元素，也很容易为人体所吸收。除此之外，茭白还含有多种矿物质，营养价值较高。

解酒毒 茭白的根味甘，性寒无毒，可清热通便、除烦解酒，其中含有丰富的维生素C，对于解除酒毒有很好的效果。

利尿止渴 茭白性滑而利，有利尿祛水肿的作用。茭白中所含有的丰富维生素，能清暑、解烦、止渴，非常适宜夏季食用。

护肤抗衰 茭白所含的豆甾醇成分能消除体内的活性氧，抑制酪氨酸酶的活性，可抑制黑色素生成，护肤抗衰。

选购小窍门

➔ 茭白盛产于5～10月，以春夏季出产的质量最佳。选购时，以新鲜幼嫩、外形肥满而带有光泽、体形匀称、肉色洁白且无灰心、带甜味者为佳。如果是黑心的，表示茭白已老，不宜购买。

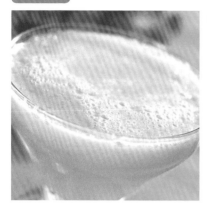

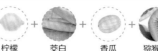 清热解毒+除烦解渴

柠檬　茭白　香瓜　猕猴桃

柠檬茭白瓜汁

材料：

柠檬半个，茭白1个，香瓜60克，猕猴桃1个，冰块适量。

做法：

❶ 柠檬洗净，连皮切块；茭白洗净切块；香瓜去皮和瓤，切块；猕猴桃削皮后对切为二。

❷ 将柠檬、猕猴桃、茭白、香瓜依序放入榨汁机榨汁，再加入冰块即可。

中医课堂

［主治］	［材料］		［做法］
热病烦渴，小便不利	茭白200克 + 白菜250克		二者洗净，切碎煮汤，调味后饮汤吃菜
饮酒过度	茭白250克 + 鲫鱼500克		二者洗净切块，加水煮至鱼烂，调味即食
食欲不振，口淡	茭白适量 + 辣椒适量		二者洗净，切块后炒食
催乳	茭白30克 + 通草10克 + 猪蹄500克		三者洗净，切块（段）共炖食之

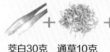

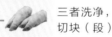

小食谱

茭白炒肉

材料：

茭白300克，猪肉80克，食用油、盐、蒜、姜、淀粉、料酒各适量。

做法：

❶茭白洗净，削皮切成丝。

❷蒜洗净切片，姜洗净切丝，猪肉洗净切丝。

❸猪肉放入碗中，倒入料酒、淀粉搅拌均匀，腌渍15分钟。

❹锅中加油，油热后倒入蒜片、姜丝大火爆香，倒入肉丝，煸炒至变色。

❺倒入茭白，炒至变软后加入盐，翻炒均匀即可。

饮食宜忌

宜

➲ 适宜高血压、黄疸型肝炎患者食用；

➲ 适宜酒精中毒患者食用；

➲ 适宜乳汁缺少的产后妇女食用。

忌

➲ 茭白含有较多的草酸，其钙质不易被吸收，因此患有心脏病、尿路结石或尿中草酸盐类结晶较多的人，不宜多食；

➲ 脾胃虚寒致泄泻者不宜食用。

茭白面面观

【**出产地**】原产自我国及东南亚地区。

【**植物类别**】属水生草本植物。

【**种植时间**】单季茭在清明至谷雨期间分墩定植；夏秋双季茭春栽种植在谷雨前后，秋栽在立秋前后。

【**成熟时间**】秋季开花结果。

【**食用部分**】嫩茎。

【**药用部分**】地下茎：利五脏，去烦热，除目黄，解酒毒。菰根：治烫伤、小儿风疮蛇伤。菰米：止渴，解烦热，润肠胃。叶：利五脏。根：治胃中积热，止渴利尿。

菠菜

补铁强身 · 防癌抗衰

菠菜原产于波斯，唐朝时传入我国。菠菜中含有的铁元素量非常高，可预防贫血。

食物成分（100克菠菜）

热量	24千卡
蛋白质	2.6克
碳水化合物	4.5克
维生素C	32毫克
维生素E	1.7毫克
钠	85毫克
磷	47毫克
钾	311毫克
钙	66毫克
镁	58毫克
铁	2.9毫克

别名 菠棱、赤根菜、波斯草、鹦鹉菜

性味 味甘，性凉

主治 贫血、体弱、皮炎

功效 补血止血，止渴，润肠，滋阴平肝，助消化

功效特征

补充铁质 植物中所含的铁质为非血红素铁，与动物中所含的铁质（血红素铁）相比较，具有吸收率不高的缺点。因此，要促进铁元素的吸收，就必须同时摄取蛋白质、柠檬酸、维生素C。而菠菜中含有能提升铁质吸收的维生素C，只要搭配蛋白质，就可提高吸收率。

防癌抗衰老 菠菜中 β-胡萝卜素具有防癌效果，这种 β-胡萝卜素属于脂溶性维生素，因此要有效摄取，就必须与油脂或含油脂的食品一起摄取。此外，它与维生素C和维生素E组成的营养组合，能击退活性氧，延缓衰老。

消炎抗病 常吃菠菜，可以使人体维持正常视力和上皮细胞的健康，防止夜盲症，抵抗传染病，预防口角溃疡、口唇炎、舌炎、皮炎、阴囊炎，并能促进儿童生长。

选购小窍门

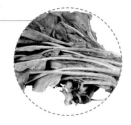

➡ 选购时要挑选叶片坚实、整株茂密、叶小茎短、根部带有红色的菠菜。

养生厨房

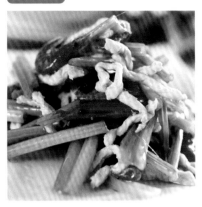

 +
菠菜　猪瘦肉　河虾

➡ 健脾益气+滋阴养血

肉丝炒菠菜

材料：

猪瘦肉150克，菠菜300克，河虾15克，豆油、醋、盐、香油各适量。

做法：

❶ 菠菜洗净后切成长段。

❷ 猪瘦肉洗净切丝；河虾用温水泡发；锅内放入豆油烧热，下入猪肉丝、菠菜、河虾煸炒，调入盐、醋、香油，翻炒均匀即可。

中医课堂

［主治］	［材料］		［做法］
高血压	 菠菜200克	+ 香油	菠菜烫熟挤出水分，加香油拌匀
便秘	 菠菜200克	+ 猪血50克	二者洗净同煮后饮汤
糖尿病	 菠菜200克	+ 银耳9克	二者洗净，以水煮服，每日3次
脱发	 菠菜100克	+ 黑芝麻20克	二者洗净，炒熟吃，每日1～2次

小食谱

果仁菠菜

材料：

菠菜100克，蒜末5克，白醋10毫升，白糖2克，盐3克，香油10毫升，辣椒油、熟五香花生仁各适量。

做法：

❶ 菠菜洗净后切段。

❷ 锅中放水，大火煮沸后倒入菠菜，焯30秒后捞出放入碗中。

❸ 碗中加白醋、白糖、盐、香油、辣椒油、蒜末、熟五香花生仁，搅拌均匀即可。

饮食宜忌

宜

➡ 菠菜软滑易消化，适合老幼病弱者食用；

➡ 电脑工作者也应常食菠菜；

➡ 糖尿病患者吃菠菜有利于保持血糖稳定；

➡ 适宜高血压、便秘、贫血患者及皮肤粗糙者食用。

忌

➡ 脾虚泄泻者不宜食用；

➡ 菠菜会刺激胰腺分泌，故急性胰腺炎患者不应食用菠菜。

古代名医论

李时珍说：菠菜八九月下种的，可备冬天食用；正月二月种的，可备春天食用。它的茎柔脆且中间空心，叶绿色，细腻而柔厚，叶直出一个小尖，旁边再长出两个小尖，像鼓子花的叶，但比鼓子花叶要长些、大些。菠菜根长数寸，大如桔梗而为红色，味道比桔梗甘美。

洋葱

祛风散寒 · 降低血压

　　洋葱含有多种微量元素，营养丰富。20世纪初传入我国，随后种植范围不断扩大，已成为我国南北各地主要的蔬菜品种之一。

食物成分（100克洋葱）

热量	39千卡
蛋白质	1.1克
碳水化合物	9克
维生素C	8毫克
维生素E	0.14毫克
泛酸	0.19毫克
烟酸	0.3毫克
钠	4.4毫克
磷	39毫克
钾	147毫克
钙	24毫克
镁	15毫克

别名 球葱、圆葱、玉葱、葱头

性味 味甘、微辛，性温

功效 促进消化，发散风寒，降低血压

主治 高脂血症、高血压、食欲不振、流感

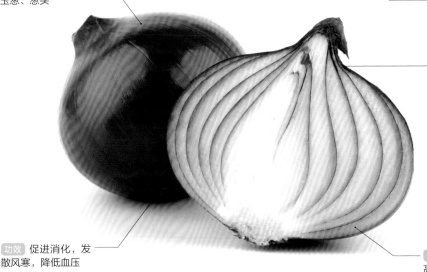

功效特征

祛风散寒 洋葱含有丰富的营养，其气味辛辣，具有祛风散寒的作用。洋葱辛辣的气味来自洋葱鳞茎和叶子中所含的一种油脂性挥发物质，这种物质具有较强的杀菌能力，可以抗寒，抵御流感病毒。

促进消化 洋葱辛辣的气味还能刺激胃、肠及消化腺分泌，增进食欲，促进消化。

降低血压 洋葱是富含前列腺素A的蔬菜。前列腺素A具有扩张血管、降低血液黏稠度的作用，可以降血压、预防血栓的形成，因此高血压、高脂血症和心脑血管患者都适宜吃洋葱。

补充钙质 洋葱中含有很多微量元素，尤其是所含的钙质能提高人体骨密度，有助于防治骨质疏松症。

选购小窍门

→ 选购洋葱时，以外皮干燥有脆性、形状漂亮、体积圆整、头部尖细的为佳品。此外，一定要选择没有裂口、手感坚硬的洋葱，不宜购买发芽或霉变的洋葱。

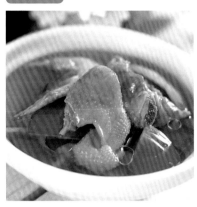

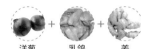
洋葱 + 乳鸽 + 姜　　➲ 疏风散寒+增进食欲

洋葱炖乳鸽

材料:

乳鸽500克，洋葱250克，食用油、姜、白糖、酱油、胡椒粉、盐、味精各适量。

做法:

❶ 乳鸽洗净剁成小块，洋葱洗净切成角状，姜洗净切片。

❷ 锅中加油烧热，放入洋葱爆炒至出味。

❸ 下乳鸽、姜片，加适量清水用小火炖20分钟，放白糖等调料续炖至入味后出锅。

中医课堂

[主治]	[材料]	[做法]
高血压，高脂血症	洋葱120克	洗净，切丝，炒熟加调料即可食用
腹胀、腹泻	洋葱适量	将洋葱洗净，捣烂取汁，温水送服
视力不佳	洋葱适量	洋葱外皮洗净煎水喝，或炒洋葱吃
胃酸分泌不足	洋葱500克	洋葱切瓣后以食醋腌渍2～4日即可食用

小食谱

洋葱炒鳝鱼

材料:

鳝鱼200克，洋葱100克，青椒55克，食用油、盐、料酒、生抽各适量，淀粉、香油、姜片、蒜末各少许。

做法:

❶ 洋葱、青椒洗净切块；鳝鱼洗净切段，加料酒、生抽、淀粉腌渍片刻。

❷ 鳝鱼段入沸水中焯烫片刻，捞出沥干水分。

❸ 锅注油烧热，放姜片、蒜末爆香，加青椒、洋葱块炒匀后放鳝鱼段，加盐炒熟，起锅前调入香油即可。

饮食宜忌

宜

➲ 适宜与猪肝、猪肉或鸡蛋搭配食用，具有很好的营养保健功效；

➲ 适合高血压、高脂血症患者食用；

➲ 适合动脉硬化、糖尿病患者食用；

➲ 适合消化不良患者食用。

忌

➲ 每次不宜食用过多，否则反而有损视力；

➲ 患有皮肤瘙痒及消化性溃疡的人应少吃。

洋葱面面观

【出产地】原产于伊朗、阿富汗的高原地区，现在我国各地都有栽培。

【所属科系】属百合科葱属。

【种植时间】一般在秋季播种。

【成熟时间】每年5月底至6月上旬为果实成熟期。

【食用部分】鳞片叶，鳞芽。

【药用部分】整体：入心、脾、胃经，主治外感风寒无汗、鼻塞、宿食不消、高血压、高脂血症、腹泻、痢疾等。

菜花

促肠蠕动 · 抑癌抗癌

菜花含有丰富的维生素C，被形象地称为"维生素C的宝库"，在健康食品的排行榜上，经常名列前茅。

成分	含量
热量	24千卡
蛋白质	2.1克
碳水化合物	4.6克
维生素C	61毫克
维生素E	0.43毫克
泛酸	1.3毫克
烟酸	0.6毫克
钠	31.6毫克
磷	47毫克
钾	200毫克
钙	23毫克
镁	18毫克

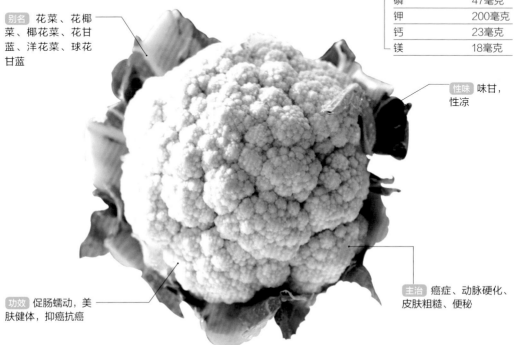

别名 花菜、花椰菜、椰花菜、花甘蓝、洋花菜、球花甘蓝

性味 味甘，性凉

功效 促肠蠕动，美肤健体，抑癌抗癌

主治 癌症、动脉硬化、皮肤粗糙、便秘

功效特征

美肤健体 在未烹调的状态下，100克菜花中含有61毫克维生素C。维生素C对病毒具有抵抗力，能防癌，滋润肌肤，具有强健身体的功效。要注意的是，菜花中的维生素C主要位于根茎部位，要善加利用，才能确保维生素C的摄取量。

促肠蠕动 菜花还有一个不容忽视的地方，就是含有丰富的膳食纤维。膳食纤维具有消除便秘、整肠、防癌的作用。菜花还能分解及排泄胆固醇，促进酶的活性，减少患动脉硬化的风险。

抑癌抗癌 现代研究发现，菜花中含具有抗癌作用的异硫氰酸酯，因此越来越受到人们的重视。

选购小窍门

➥ 选购菜花时，应选择呈白色或淡乳白色，干净、坚实、紧密，而且叶子部分保留，紧裹花蕾的菜花，同时叶子应新鲜、饱满，呈绿色。

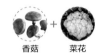

香菇　+　菜花　⇒ 降压降脂+清理肠道

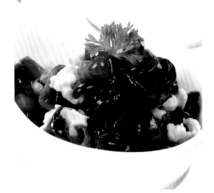

香菇烧菜花

材料：

菜花250克，香菇150克，黑木耳、红椒各适量，食用油、葱花、姜片、盐、欧芹各少许。

做法：

① 菜花洗净，掰成小块，用沸水烫透；香菇、红椒洗净切块；葱花、姜片、欧芹洗净待用；黑木耳洗净，泡发好。

② 油热后，放入葱姜煸炒。

③ 将菜花、香菇、黑木耳、红椒分别放入锅内，翻炒至熟，调入盐，以欧芹装饰即可。

中医课堂

［主治］	［材料］	［做法］
慢性胃炎，消化不良	菜花适量 + 鸡蛋2个	菜花洗净切块，与鸡蛋同煮食用
思虑过多，倦怠	菜花适量 + 蚝油适量	菜花洗净切块，用蚝油炒熟食用
肺燥干咳	菜花茎叶15克 + 蜂蜜适量	茎叶洗净榨汁，加蜂蜜调服

小食谱

凉拌菜花

材料：

菜花300克，青椒、红椒各15克，胡萝卜10克，醋、生抽、辣椒油各5毫升，盐适量。

做法：

① 青椒、红椒去蒂，洗净切段；胡萝卜、菜花洗净切块。

② 清水入锅，大火煮沸，倒入胡萝卜块焯水1分钟，捞出，置于碗中。

③ 水沸后，倒入菜花块，焯水3分钟捞出，置于碗中。

④ 所有材料放入碗中，搅拌均匀即可。

饮食宜忌

宜

➡ 适宜食欲不振、消化不良、心脏病、中风患者；

➡ 适宜生长发育期的儿童；

➡ 菜花与番茄同食，可健胃消食，生津；

➡ 菜花与鸡肉同食，可预防乳腺癌。

忌

➡ 服用维生素K时不宜食用；

➡ 服用铁制剂时不宜食用；

➡ 服用四环素类药物及红霉素、甲硝唑类药物时不宜食用。

菜花面面观

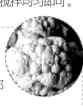

【出产地】原产于地中海东部海岸。

【所属科系】属十字花科植物。

【成熟周期】从播种到收获一般需要90~95天。

【种植时间】春季菜花在10~12月播种，次年3~6月收获；秋季菜花在6~8月播种，10~12月收获。

【食用部分】头状花。

【药用部分】头状花：预防牙周痛、便秘；茎叶：防治咳嗽、肺结核。

油菜

强骨解压 · 宽肠通便

油菜属于油菜科植物，由"青芫"改良为叶菜，当初只能在冬季采收，因此又称为冬菜或雪菜。

食物成分（100克油菜）

热量	23千卡
蛋白质	1.8克
碳水化合物	3.8克
维生素C	36毫克
维生素E	0.88毫克
烟酸	0.7毫克
钠	55毫克
磷	39毫克
钾	210毫克
钙	108毫克
镁	22毫克

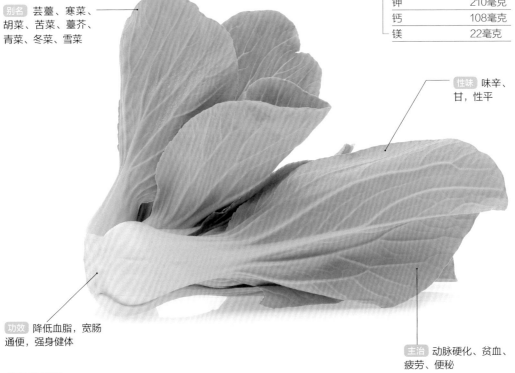

别名 芸薹、寒菜、胡菜、苦菜、薹芥、青菜、冬菜、雪菜

性味 味辛、甘，性平

功效 降低血脂，宽肠通便，强身健体

主治 动脉硬化、贫血、疲劳、便秘

功效特征

强骨解压 油菜属于黄绿色蔬菜的代表，其营养特征为含有非常丰富的钙质，能强健骨骼和牙齿，还具有缓解压力的作用。

抑制癌症 其中的 β-胡萝卜素能强健皮肤与黏膜，维持免疫功能，而且与维生素E组合，还有抑制癌症的功效。

宽肠通便 油菜含大量的植物纤维素，有促进肠道蠕动、缩短粪便在肠道内停留的时间等作用，因此能缓解便秘。另外，油菜可增强肝脏排毒功能。

降低血脂 油菜是低脂肪蔬菜，其所含的膳食纤维能与胆酸盐和食物中的胆固醇及甘油三酯结合，使其从粪便排出，可减少人体对脂类的吸收，降血脂，预防动脉硬化。

选购小窍门

➡ 要挑选新鲜、油亮、无虫、无黄叶的嫩油菜，如用两指轻轻一掐即断的油菜就比较嫩。此外，还要仔细观察菜叶的背面有无虫迹和药痕，应选择无虫迹、无药痕的油菜。

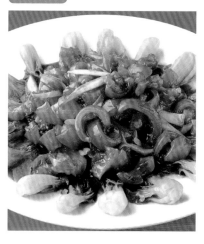

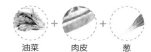

油菜 ＋ 肉皮 ＋ 葱 ➡ 强壮筋骨+润肠通便

肉皮炒油菜

材料：

肉皮400克，油菜200克，食用油、盐、鸡精、酱油、料酒、葱、姜、花椒、淀粉各适量。

做法：

1. 葱、姜洗净切碎，淀粉勾兑成汁；油菜洗净，在热水中焯一下，捞出沥干。
2. 肉皮洗净切片，在热水中焯净后捞出沥干。
3. 油锅烧热，放入葱、姜碎爆香，放入肉皮翻炒，加入调料炒至八成熟。
4. 放油菜翻炒均匀，以淀粉勾薄芡，收汁即可。

中医课堂

［主治］	［材料］		［做法］
肠胃虚弱	 油菜500克		洗净焯烫后沥水，以调料拌食
风热肿毒	油菜15克 ＋ 蔓菁根15克		研末，用鸡蛋清调匀，敷于患处
血痢、腹痛	 油菜适量 ＋ 蜂蜜适量		油菜洗净，捣汁后加入蜂蜜，温服
习惯性便秘	 油菜适量 ＋ 香菇适量		油菜香菇炒熟后，浇上香油即可

小食谱

蒜蓉油菜

材料：

油菜300克，蒜6瓣，食用油适量，盐1勺，热水浸泡好的枸杞子数粒。

做法：

1. 油菜洗好切段；蒜剥皮，洗净，剁成蒜蓉。
2. 炒锅入油，油微热后把一半蒜蓉倒进去，小火慢炒至蒜蓉变成金黄色。
3. 把控干水分的油菜放进锅里，小火慢炒2分钟；待油菜变软后放盐和剩下的一半蒜蓉，翻炒几下后即可出锅，撒上枸杞子即成。

饮食宜忌

宜

- 一般人均可食用；
- 特别适宜口腔溃疡、口角湿白者；
- 牙龈出血、牙齿松动者宜食用；
- 适宜瘀血腹痛、癌症患者食用。

忌

- 痧痘、目疾、小儿麻疹后期、疥疮、狐臭等患者要少食；
- 孕妇不宜多吃；
- 过夜的熟油菜易形成亚硝酸盐沉积，大量且常食易引发癌症。

古代名医论

李时珍说：芸薹（即油菜）在九、十月间播种，叶子的形状、颜色都有点像白菜。冬、春两季可以采薹心当菜吃，到三月就老得不能吃了。芸薹开黄色小花，花有四瓣，像芥花。结荚收子，其子也像芥子，为灰赤色。

土豆

宽肠通便 · 消除水肿

土豆原产于安第斯山脉，在1589年由荷兰人经过雅加达带入东亚地区。土豆是一种十分健康的蔬菜，在欧洲被称为"大地的苹果"。

食物成分（100克土豆）

热量	76千卡
蛋白质	2克
碳水化合物	17克
维生素C	16毫克
维生素E	0.34毫克
烟酸	1.1毫克
钠	2.7毫克
磷	40毫克
钾	342毫克
钙	8毫克
镁	23毫克

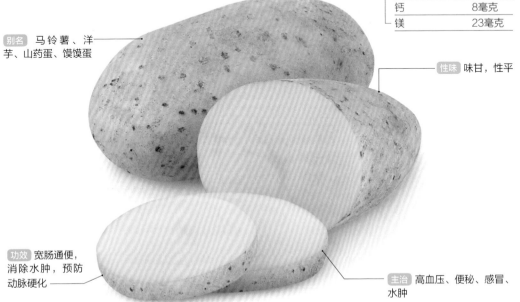

别名 马铃薯、洋芋、山药蛋、馍馍蛋

性味 味甘，性平

功效 宽肠通便，消除水肿，预防动脉硬化

主治 高血压、便秘、感冒、水肿

功效特征

宽肠通便 土豆的主要成分为淀粉，同时含有丰富的蛋白质、维生素C等，能很好地促进脾胃的消化。此外，它还含有大量膳食纤维，能帮助机体及时排泄，起到宽肠通便、预防肠道疾病的作用。

预防动脉硬化 土豆含大量有特殊保护作用的黏液蛋白，能使消化道、呼吸道及关节腔保持润滑，因此可以预防心血管系统的脂肪沉积，保持血管的弹性，从而有利于预防动脉硬化的发生。

消除水肿 土豆富含钾元素，可以将盐分排出体外，降低血压、消除水肿，对高血压和肾炎性水肿患者有利，很适合水肿型肥胖者食用。

和胃健中 土豆对消化不良和排尿不畅有较好的食疗功效，也是辅助治疗胃病、心脏病、糖尿病、习惯性便秘、皮肤湿疹等病症的优质保健食物。

选购小窍门

➔ 土豆的品种很多，无论选购何种土豆，都应挑选形状饱满、表面无伤痕或裂痕。切记不可挑选外皮呈现绿色或发芽的土豆。

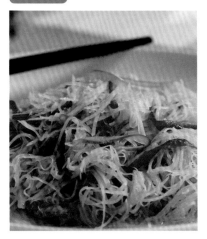

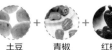

土豆 ＋ 青椒 ＋ 红椒 ➡ 降脂瘦身+通便排毒

炝拌土豆丝

材料：
土豆2个，青椒、红椒各1个，食用油、盐、白糖、八角、醋、味精、蒜末各适量。

做法：
❶ 将土豆洗净，去皮，切丝，过冷水；青椒、红椒去蒂，洗净切丝。

❷ 将红椒、青椒、土豆丝放入沸水中焯熟，捞出冲凉，控干水分。

❸ 炒锅放油烧热，放入八角爆出香味，趁热淋在土豆丝上，加盐、味精、白糖、醋，搅拌均匀，撒上蒜末即可。

中医课堂

〔主治〕	〔材料〕	〔做法〕
烫伤	土豆1个	切薄片，贴在烫伤处可消肿止痛
关节肿痛	土豆适量 ＋ 姜适量	将二者捣烂后敷在红肿的关节处
慢性便秘	土豆10克 ＋ 鲜莲藕15克	将二者洗净捣烂，挤汁服用
头晕目眩，四肢乏力	土豆15克 ＋ 樱桃5克 ＋ 苹果5克	三者洗净，土豆、苹果去皮，土豆焯熟后，三者共同榨汁饮用

小食谱

土豆炖豆角

材料：

土豆300克，豆角100克，葱花5克，姜片5克，八角1个，干辣椒1个，十三香1克，生抽3毫升，盐2克，食用油适量。

做法：

❶ 土豆去皮洗净切块，豆角洗净切段。

❷ 炒锅入油，油热后倒入姜片、葱花、八角、干辣椒，爆炒至香。

❸ 倒入豆角、土豆，加十三香后翻炒。

❹ 锅中加水、盐、生抽，大火煮沸后转小火炖至土豆绵软即可。

饮食宜忌

宜
➡ 适宜脾胃气虚、营养不良、消化性溃疡患者；
➡ 适宜癌症、高血压、动脉硬化、习惯性便秘患者。

忌
➡ 禁止食用已经长芽的土豆，以免中毒；
➡ 消化不良者不宜多食。

土豆面面观

【出产地】我国以西南、西北、东北地区和内蒙古为土豆的主产区。

【所属科系】属茄科草本植物。

【成熟周期】土豆有一年生和一年两季生两种，其生长周期随之不同。

【种植时间】最佳时间是在惊蛰后、春分前。

【食用部分】块茎。

【药用部分】汁：治消化性溃疡、烫伤、胁痛。块茎：治便秘、消化性溃疡、腹痛。

香菇

益气补血 · 抗炎消肿

香菇是世界上著名的食用菌之一，因为它含有一种特有的香味物质——香菇精。因菇香独特，味道特别鲜美，所以被称为"香菇"。

食物成分（100克香菇）	
热量	211千卡
蛋白质	20克
碳水化合物	61克
维生素C	5毫克
维生素E	0.66毫克
烟酸	20毫克
钠	11毫克
磷	258毫克
钾	464毫克
钙	83毫克
镁	147毫克

别名 冬菇、香菌、爪菰、花菇、香蕈、香菰

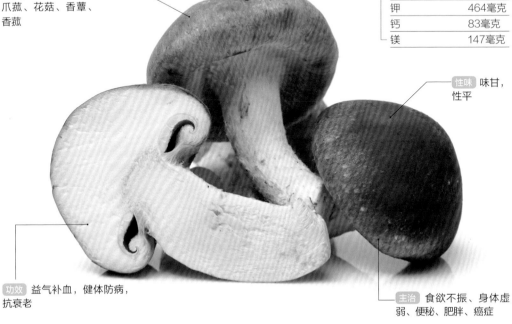

性味 味甘，性平

功效 益气补血，健体防病，抗衰老

主治 食欲不振、身体虚弱、便秘、肥胖、癌症

功效特征

益气补血 香菇营养丰富，具有低脂肪、高蛋白，维生素、氨基酸和香菇多糖丰富的特点，同时具有很高的药用价值，富含可以降血压、降血脂的物质，因此对预防动脉硬化、肝硬化等疾病有一定的食疗作用。

健体防病 香菇中所含的香菇多糖可以提高机体的免疫功能，具有防癌抗癌的功效。常食香菇还能辅助治疗糖尿病、肺结核等疾病，又可防治消化不良、便秘等。

抗炎消肿 香菇味甘，性平，有补脾胃、益气、提高免疫、抗炎、抗癌消肿、抗病毒等食疗作用。

抗衰老 对于女性来说，香菇也是一种食疗佳品。香菇的香菇多糖和香菇提取蛋白有抗氧化作用，具有延缓衰老的功效，是一种不可多得的美容佳蔬。

选购小窍门

➡ 香菇以菌盖肥厚、边缘曲收，伞盖皱褶明显，内侧为乳白色，菇柄短粗，菇苞未开且菇肉厚实的为佳。有些香菇伞盖呈裂开状，挑选时要仔细观察是否是自然生成，若是人为，则最好不要购买。

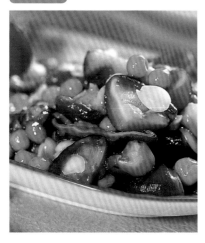

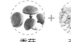 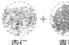

香菇 杏仁 青豆 ➡ 通便排毒+护肝润肺

香菇煮杏仁

材料：

水发香菇150克，杏仁50克，青豆30克，酱油、白糖、水淀粉、香油、花生油各适量。

做法：

❶ 水发香菇去杂质洗净，沥干水分，切块；杏仁洗净，下油锅中略炸；青豆洗净。

❷ 炒锅烧热，放入花生油，油热后放入香菇块、杏仁、青豆略煸炒。

❸ 加白糖、适量清水、酱油，用大火烧沸后改小火；煮至入味，再用水淀粉勾芡，淋上香油即可。

中医课堂

[主治]	[材料]	[做法]
脾胃虚弱	鲜香菇适量	洗净后煮汤食之
食欲不振	干香菇10克	水发洗净后，加水和调料煮汤食用
高脂血症	鲜香菇250克 + 蒜50克	用植物油炒后，加水煮汤食用
慢性胃炎	鲜香菇适量 + 猪瘦肉适量 + 大米适量	三者洗净，香菇切丝，猪瘦肉切末与大米共煮食

小食谱

香菇炒肉

材料：

猪瘦肉400克，香菇6个，胡萝卜1根，青椒1个，淀粉3克，食用油、蒜末、盐、酱油各适量。

做法：

❶香菇和胡萝卜分别洗净，切片；青椒去蒂，洗净后切丝。

❷猪瘦肉洗净切片后，放入淀粉，搅拌均匀腌渍10分钟。

❸锅内倒油，待油热后倒入猪瘦肉翻炒至变色。

❹加入蒜末、香菇、青椒、胡萝卜、酱油和盐，翻炒至熟即可。

饮食宜忌

宜
- ➡ 适宜贫血、抵抗力低下患者；
- ➡ 适宜高脂血症、高血压、动脉硬化患者；
- ➡ 宜与木瓜、豆腐、鸡腿、薏米等搭配食用。

忌
- ➡ 患有皮肤瘙痒和脾胃寒湿、气滞的人应忌食；
- ➡ 长得特别大的香菇不要吃。

香菇面面观

【出产地】我国是香菇的主产地，其中浙江省龙泉市、景宁畲族自治县、庆元县为最早培植的地区。

【所属科系】属口蘑科菌类。

【种植时间】人工培植的时间因区域而有所不同。

【食用部分】子实体。

【药用部分】子实体全体：治脾胃虚弱、食欲不振、高血压、高脂血症、动脉硬化等。

金针菇

强身健体 · 益智防癌

菌盖小巧，呈黄褐色或淡黄色，干部形似金针，故名金针菇。金针菇不仅味道鲜美，且营养丰富，是凉拌菜和火锅食品的主要原料。

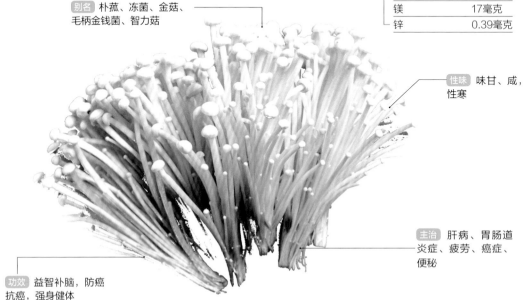

别名 朴菰、冻菌、金菇、毛柄金钱菌、智力菇

性味 味甘、咸，性寒

主治 肝病、胃肠道炎症、疲劳、癌症、便秘

功效 益智补脑，防癌抗癌，强身健体

功效特征

益智补脑 金针菇含有丰富的人体必需的氨基酸，尤其赖氨酸和精氨酸含量较多，而且锌含量也比较高，锌元素对促进儿童的身高和智力发育有重要的作用。

防癌抗癌 金针菇中含有一种叫朴菇素的物质，可以增强机体对癌细胞的抵抗能力，因此常食金针菇可起到防癌、抗癌的作用。金针菇还具有抑制血脂升高、降低胆固醇的功效，可以防治心脑血管疾病。

强身健体 金针菇能有效地增强机体的生物活性，促进身体的新陈代谢，有利于人体对食物中各种营养素的吸收和利用。经常食用金针菇，可以缓解疲劳，抗菌消炎，清除体内的废弃物质；同时可以预防肝脏疾病和消化性溃疡，增强机体抗病能力，强健身体。

选购小窍门

➡ 购买金针菇时，要选择纯白色、淡黄色或黄褐色，新鲜亮泽，有一定水分，菌盖和茎上没有斑点、无缺损、无褶皱，根部切割整齐、无杂质的。白色金针菇和黄色金针菇营养价值基本相同。

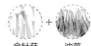

金针菇　油菜　➡ 降压降糖+补脑益智

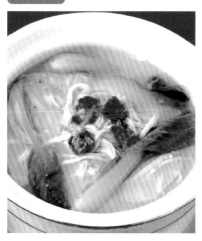

油菜煮金针菇

材料:

金针菇100克,油菜4棵,红椒块、盐、鸡汤、香油各适量。

做法:

1. 金针菇去蒂洗净;油菜择干净,叶子一片片撕下来,淘洗干净。
2. 锅内放入鸡汤烧沸,加入金针菇、盐煮熟。
3. 加入油菜和红椒块再煮2分钟,淋入香油即可。

中医课堂

[主治]	[材料]		[做法]
肝炎	 金针菇100克	猪肝300克	二者洗净,猪肝切片后用木薯粉拌匀,与金针菇同煮,加入盐即可
气血不足	金针菇100克	童子鸡250克	二者洗净,将童子鸡炖至九成熟,放入金针菇,加盐炖熟即可
营养不良	金针菇150克	猪瘦肉250克	二者洗净,先将猪瘦肉片煮沸,放入金针菇和盐,炖熟即可

小食谱

金针菇炒肥牛

材料:

金针菇100克,肥牛卷300克,葱、姜、蒜各适量,食用油、醋、生抽、料酒、淀粉各适量,豆瓣酱20克。

做法:

1. 金针菇去蒂洗净,葱洗净切花,姜、蒜洗净切片。
2. 将醋、生抽、料酒、淀粉放入碗中,搅拌均匀,即为料汁。
3. 锅中加水烧沸,放入金针菇焯1分钟后捞出,放入肥牛卷焯30秒后捞出。
4. 另起锅倒油,放葱花、姜片、蒜片和豆瓣酱,翻炒均匀,倒入肥牛卷和金针菇,加料汁翻炒至熟即可。

饮食宜忌

宜
- 一般人群均可食用;
- 适合气血不足、营养不良的老人、儿童;
- 癌症、肝病及消化性溃疡、心脑血管疾病患者宜多吃。

忌
- 金针菇性寒,脾胃虚寒的人不宜多食。

金针菇面面观

【出产地】我国东起江苏,西至新疆,南起云南,北至黑龙江,均出产金针菇。

【所属科系】属白蘑科菌类。

【成熟周期】江南各省以3个月为出菇周期;长江以北的省份和高海拔低气温的山区则以2个月为出菇周期。

【种植时间】一般人工栽培在秋冬与早春时。

【食用部分】子实体。

【药用部分】子实体全体:主治肝病、消化性溃疡、癌症等。

春季 蔬果一览

樱桃
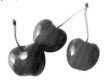
「性 味」味甘，性微温
「归 经」入脾、肾、胃、心、肝经
「功 效」预防贫血，杀虫，祛风除湿，止痛

胡萝卜
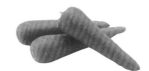
「性 味」味甘，性平
「归 经」入肺、脾、胃经
「功 效」益肝明目，利膈宽肠

木瓜
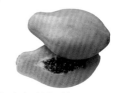
「性 味」味甘，性平
「归 经」入肝、脾经
「功 效」消食下乳，除湿通络，解毒驱虫

桃
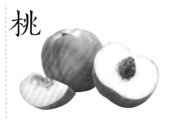
「性 味」味酸、甘，性温
「归 经」入肺、大肠经
「功 效」利尿消肿，活血降压，养阴生津

梨
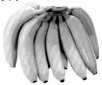
「性 味」味甘、微酸，性凉
「归 经」入肺、胃、心经
「功 效」润肺清心，消痰止咳，促进消化，生津止渴

苹果
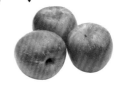
「性 味」味甘、酸，性平
「归 经」入脾、胃、大肠经
「功 效」整肠通便，降胆固醇，利尿消肿

土豆

「性 味」味甘，性平
「归 经」入胃、大肠经
「功 效」宽肠通便，消除水肿，和胃健中

香蕉
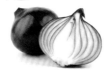
「性 味」味甘，性寒
「归 经」入肺、脾、大肠经
「功 效」消除水肿，润肠通便，消除疲劳

栗子

「性 味」味甘，性温
「归 经」入脾、胃、肾经
「功 效」益气补脾，强筋健骨，补充营养

桑葚
「性 味」味甘、酸，性寒
「归 经」入心、肝、肾经
「功 效」调节免疫，延缓衰老，预防癌症

洋葱
「性 味」味甘、微辛，性温
「归 经」入心、脾、胃经
「功 效」祛风散寒，降低血压，促进消化

菠菜

「性 味」味甘，性凉
「归 经」入大肠、胃经
「功 效」补铁强身，防癌抗癌，消炎抗病

金针菇

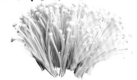

「性 味」味甘、咸，性寒
「归 经」入心、脾、胃经
「功 效」强身健体，益智防癌

草莓

「性 味」味甘、酸，性凉
「归 经」入胃、肺、脾经
「功 效」抗菌抗癌，调理身体，降胆
　　　　固醇

梅子

「性 味」味酸，性平
「归 经」入肝、脾、肺、大肠经
「功 效」增进食欲，消除疲劳，
　　　　抗菌

茭白

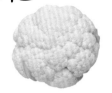

「性 味」味甘，性寒
「归 经」入肝、脾、肺经
「功 效」解毒利尿，健体强身，护
　　　　肤抗衰

菜花

「性 味」味甘，性凉
「归 经」入肾、脾、胃经
「功 效」促肠蠕动，抑癌抗癌

香菇

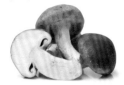

「性 味」味甘，性平
「归 经」入肝、胃经
「功 效」益气补血，抗炎消肿，抗
　　　　衰老

油菜

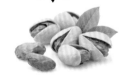

「性 味」味辛、甘，性平
「归 经」入肝、脾、肺经
「功 效」强骨解压，宽肠通便，降低
　　　　血脂

开心果

「性 味」味甘，性温
「归 经」入肝、胃经
「功 效」润肠通便，保护视力，延缓
　　　　衰老

菠萝

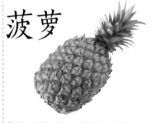

「性 味」味甘、微酸，性平
「归 经」入脾、胃、肝、肾、大肠经
「功 效」促进消化，抑制血栓，利
　　　　尿消肿，消除疲劳

韭菜

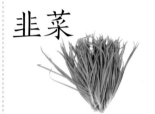

「性 味」味辛、甘，性温
「归 经」入肝、胃、肾经
「功 效」健胃整肠，抑菌抗菌，增
　　　　强体力

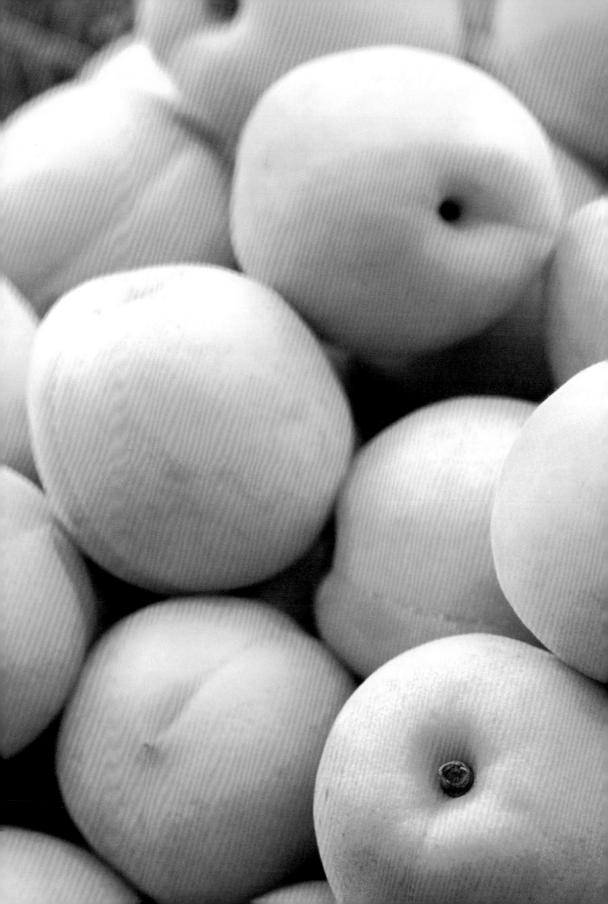

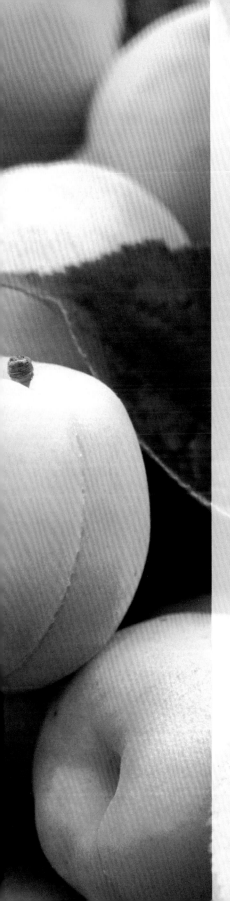

第二章

夏季篇

　　闷热的夏季，体内易积热，喝水过多易导致水肿。身体发懒无力、无精打采、无食欲、中暑等是夏季常见症状。另外，在炎热的夏季，人体的胃液稀薄，致使消化功能减弱，很容易出现肠胃不适、消化不良的现象。这个时节饮食应以调养为主，可选择具有清热利尿作用的食物。将多余的热量及水分排出体外是夏季养生的基础。

　　需要注意的是，夏季不宜大量进补。补品大多都是温热性的，夏季食用容易引起上火，而且人体在这个季节的代谢比较快，补充的养分很快会流失，易造成浪费。此外，由于夏季出汗较多，水分流失大，宜饮用清暑解毒的饮品，如绿豆汤、柠檬汁、西瓜汁等。

芒果

益胃止呕·明目美肤

芒果原产于热带地区，味道酸甜，有浓郁的香气，集热带水果精华于一身，有"热带水果之王"的美誉。

食物成分（100克芒果）	
热量	32千卡
蛋白质	0.6克
碳水化合物	8.3克
维生素E	1.21毫克
维生素C	23毫克
维生素A	150微克
钙	15毫克
磷	11毫克
钾	138毫克
镁	14毫克

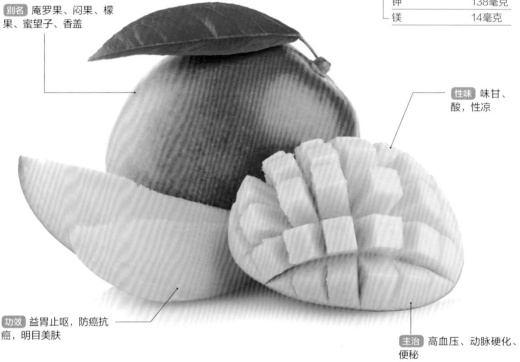

别名 庵罗果、闷果、檬果、蜜望子、香盖

性味 味甘、酸，性凉

功效 益胃止呕，防癌抗癌，明目美肤

主治 高血压、动脉硬化、便秘

功效特征

益胃止呕 芒果能健脾开胃，防止呕吐，增进食欲；芒果富含维生素A、维生素C，可用于辅助治疗慢性胃炎、消化不良、呕吐等症；芒果还具有益胃、解渴、利尿、清肠胃的功效，对于晕车、晕船有一定的缓解作用。

防癌抗癌 芒果含有大量的维生素A、芒果酮酸、异芒果醇酸等三萜酸和多酚类化合物，具有抗癌的作用。

明目美肤 芒果中含有大量的维生素，常食可以滋润肌肤，美容养颜。尤其是维生素A的含量十分丰富，具有很好的保护视力作用。

降压降脂 芒果含有多种维生素、矿物质等，对动脉硬化、高脂血症及高血压有很好的食疗作用。

选购小窍门

➡ 选购芒果时，一般以果粒较大，果色鲜艳均匀，表皮无黑斑、无伤疤的为佳。首先闻味道，好的芒果味道浓郁；其次掂重量，较重的芒果水分多，口感好；再次，轻按果肉，成熟的芒果有弹性。

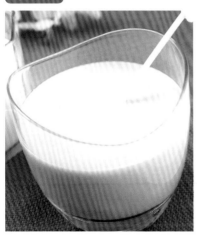

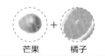
芒果 ＋ 橘子 ➔ 开胃生津+消除疲劳

夏季篇

芒果橘子奶

材料：

芒果150克，橘子1个，鲜奶250毫升。

做法：

❶ 芒果洗干净，去皮，去核，切成块备用；将橘子去掉外皮，去籽，去内膜。

❷ 所有材料一起倒入果汁机内搅打2分钟即可。

中医课堂

［主治］	［材料］	［做法］
湿疹瘙痒	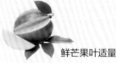 鲜芒果叶适量	煎水洗患处
慢性咽喉炎	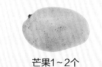 芒果1~2个	洗净后水煎，代茶饮用
气逆呕吐	芒果片40克 ＋ 姜20克	二者洗净，加水煎煮，分2次服用

小食谱

芒果香梨奶盖

材料：

芒果400克，香梨1个，淡奶油100克，细砂糖10克，冰块适量。

做法：

❶ 芒果、香梨洗净，去掉皮、核后切块，放入榨汁机榨成汁，取汁备用。

❷ 淡奶油和细砂糖用打蛋器搅打，当提起打蛋器会有顺滑、清晰的纹理，且还能流动时，奶盖就做好了。

❸ 准备一个约300毫升的玻璃杯，先放入冰块，再把芒果香梨汁倒入杯中，最后倒入奶盖即成。

饮食宜忌

宜
➔ 一般人群均能食用；
➔ 晕船者宜食用；
➔ 孕妇作呕时宜食用。

忌
➔ 糖尿病患者需忌食；
➔ 饱饭后不可食用；
➔ 过敏体质者应慎食。

芒果面面观

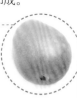

【出产地】原产自马来西亚和印度。

【所属科系】属漆树科果实。

【成熟周期】芒果从子房膨大到完全成熟需要110~150天，果实在五月中下旬至八九月间成熟。

【食用部分】果实。

【药用部分】果核：驱虫，治疝气痛、肠道寄生虫。根皮：清暑热，止血，解疮毒。叶：治腹胀，止痒，治疳积，止血，消肿。花：消炎，治胃气虚弱、咽干口渴、眩晕呕逆、高血压、动脉硬化。

西瓜

利水消肿 · 生津解暑

公元9世纪左右，西瓜由西域传入我国，因为是从西方传入的，所以被命名为"西瓜"。西瓜含糖量较高，需注意摄入量。

食物成分（100克西瓜）	
热量	32千卡
蛋白质	0.6克
碳水化合物	5.8克
维生素E	0.1毫克
维生素C	6毫克
烟酸	0.2毫克
钙	8毫克
磷	9毫克
钾	87毫克
镁	8毫克

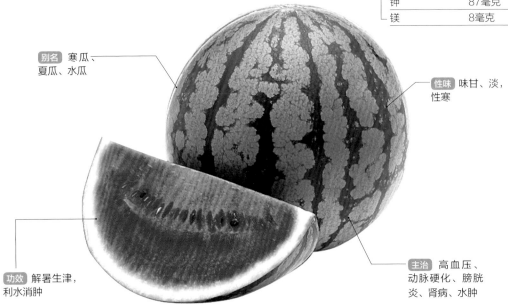

别名 寒瓜、夏瓜、水瓜

性味 味甘、淡，性寒

功效 解暑生津，利水消肿

主治 高血压、动脉硬化、膀胱炎、肾病、水肿

功效特征

利水消肿 西瓜汁内含有利尿作用的钾与瓜氨酸。由于西瓜有较强的利尿作用，因此被用于辅助治疗水肿。它能将多余的盐分与尿一起排出，因此对高血压、动脉硬化、膀胱炎具有良好的食疗效果。西瓜外皮的利尿作用比果瓤更强。

美容养颜 西瓜还具有美容养颜的功效。新鲜的西瓜汁和鲜嫩的瓜皮都可增加皮肤弹性，减少皱纹，为皮肤增添光泽。

预防肾炎 西瓜所含的钾有预防肾炎的功效；含有的蛋白酶能促进蛋白质的分解，减轻肾炎患者的负担；并含有能使血压降低的矿物质，对肝硬化腹水或慢性肾炎性水肿均有一定作用。

解暑生津 西瓜皮可消暑止渴，常用于暑热烦渴、小便短赤、水肿、高血压、口舌生疮等症。

选购小窍门

➜ 选购西瓜时，瓜皮光滑、花纹清晰明显、底面发黄的西瓜已成熟；瓜皮有茸毛、暗淡无光、花斑和纹路不清楚的不熟。用手指弹西瓜，发出"嘭嘭"声的成熟度正好；"当当"声则表示没熟；"噗噗"声表示过于成熟。

养生厨房

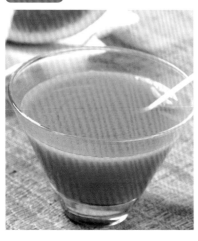

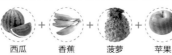

西瓜　香蕉　菠萝　苹果　➡ 利尿消肿+纤体美容

西瓜香蕉蜜汁

材料：

西瓜70克，香蕉1根，菠萝70克，苹果1/2个，蜂蜜30毫升，碎冰60克。

做法：

❶ 菠萝去皮，切块；苹果洗净，去皮，去核，切成小块备用；香蕉去皮后切成小块；西瓜去皮后切成小块。

❷ 将所有材料放入果汁机，以高速搅打30秒即可。

中医课堂

［主治］	［材料］	［做法］
月经过多	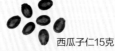 西瓜子仁15克	洗净，研末，开水冲服，早晚各1次
急性尿道炎，膀胱炎	西瓜皮30～60克	洗净，加水煎服
高血压	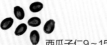 西瓜子仁9～15克	洗净，煎汤内服，或生吃，或炒熟嚼食
血尿，尿痛	西瓜30克 ＋ 鲜莲藕25克	二者洗净后榨汁服用，每日2~3次

小食谱

凉拌西瓜皮

材料：

西瓜皮500克，盐2克，白糖3克，蒜末3克，白醋5毫升，香油4毫升。

做法：

❶西瓜皮洗净，去硬皮后切块备用。

❷取一容器，倒入切好的西瓜皮，放蒜末、盐、白醋、白糖和香油，搅拌均匀即可食用。

饮食宜忌

宜
- ➡ 一般人群均可食用；
- ➡ 醉酒头晕者可适量饮用西瓜汁；
- ➡ 适宜高热不退者。

忌
- ➡ 西瓜含糖量高，糖尿病患者应少食；
- ➡ 脾胃虚寒、湿盛便溏的人也不宜食用。

古代名医论

　　李时珍说，按胡峤的《陷虏记》所说，峤征回纥，得此种归，名西瓜。则西瓜自五代时进入中国，现南北都有种植，而南方所出的味道稍逊于北方。西瓜属甜瓜之类，二月下种，蔓生，花叶都像甜瓜。七八月果实成熟，有围长超过一尺的，甚至达二尺的。皮上棱线或有或无，颜色或青或绿，瓜瓤或白或红，红的味好，籽或黄或红，或黑或白，白的味不好。味有甘，有淡，有酸，酸的为下。

荔枝

止呃止痛 · 补脑安神

荔枝别名荔支、丹荔，原产于我国。据记载，南越王尉佗曾向汉高祖刘邦进贡荔枝，足见当时广东已有荔枝。若以此算起，荔枝在我国的栽培历史也有2000年以上。

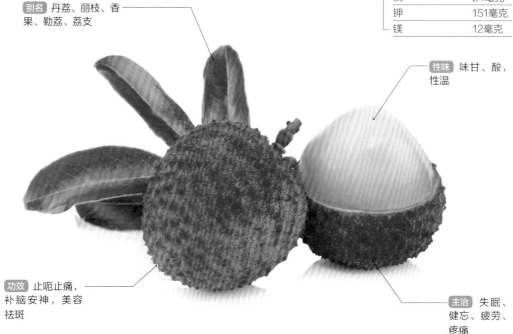

别名 丹荔、丽枝、香果、勒荔、荔支

性味 味甘、酸，性温

功效 止呃止痛，补脑安神，美容祛斑

主治 失眠、健忘、疲劳、疼痛

功效特征

补脑安神 荔枝所含的丰富糖分，具有补充能量、增加营养的作用。研究证明，荔枝对大脑有补养的作用，能够改善失眠、健忘、疲劳等症状。荔枝果肉所含的丰富维生素C和蛋白质，有助于增强机体免疫力，提高抗病能力。

美容祛斑 荔枝中含有多种人体所需的维生素，可以有效促进血液循环，防止雀斑的产生，使皮肤光滑细腻、红润有光泽。

止呃止痛 中医认为荔枝核可止呃逆，治腹泻。长期食用荔枝，还有消肿解毒、止痛和促进食欲的功效。

选购小窍门

➡ 选购荔枝时，以色泽鲜艳、个大均匀、鲜嫩多汁、皮薄肉厚、气味香甜的为佳。质量好的荔枝轻捏时手感发紧且有弹性。如果荔枝外壳的龟裂片平坦、缝合线明显，则表示味道多半很甜。

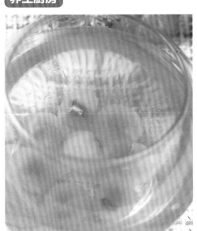

荔枝 + 醋 ➡ 润肺补肾+排除毒素

荔枝醋饮

材料：

米醋500毫升，鲜荔枝500克。

做法：

❶ 将鲜荔枝去壳，洗净放入瓶中，倒入米醋，密封好。

❷ 发酵2个月后饮用，3～4个月以后饮用，风味更佳。

注：荔枝食用过多容易上火，有内热者应少食。

中医课堂

［主治］	［材料］	［做法］
气虚	荔枝适量	去壳取肉，加水炖烂服用
毒疮	荔枝肉适量	捣烂，外敷患处
胃口不佳	鲜荔枝50克 ＋ 红茶1克	开水浸泡，代茶饮
胃脘胀痛	荔枝核40克 ＋ 木香25克	二者晒干研末，每次冲水服3克

小食谱

荔枝酸奶

材料：

荔枝8颗，原味酸奶200毫升。

做法：

❶ 荔枝洗净，去壳，去核。

❷ 将荔枝放入料理机中，加入酸奶，搅打好倒入杯中，冷藏后即可食用。

饮食宜忌

宜
- ➡ 一般人群均可食用；
- ➡ 产妇、老人及病后调养者尤其适宜食用；
- ➡ 贫血、胃寒、身体虚弱者宜食。

忌
- ➡ 糖尿病患者忌食；
- ➡ 荔枝性温，咽喉干痛、牙龈肿痛者忌食；
- ➡ 鼻出血者忌食。

古代名医论

李时珍说，荔枝是热带果实，最怕寒冷。荔枝易种植而根浮，很耐久，有数百年的荔枝树还能结果实。荔枝新鲜时肉色白，晒干后则为红色。日晒火烘，卤浸蜜煎，都能久存。荔枝最忌麝香，若接触到，则花果尽落。

《玉楸药解》曰：荔枝，甘温滋润，最益脾肝精血，阳败血寒，最宜此味。干者味减，不如鲜者，而气质和平，补益无损，不致助火生热，则大胜鲜者。

龙眼

抗衰降脂 · 养血安神

龙眼俗称"桂圆"，是我国南方地区的特产，其果实营养丰富，被视为珍贵的补品，历来备受人们喜爱。李时珍曾有"资益以龙眼为良"的评价。

食物成分（100克龙眼）	
热量	71千卡
蛋白质	1.2克
碳水化合物	16.6克
维生素C	43毫克
烟酸	1.3毫克
钙	6毫克
磷	30毫克
钾	248毫克
镁	10毫克
钠	3.9毫克

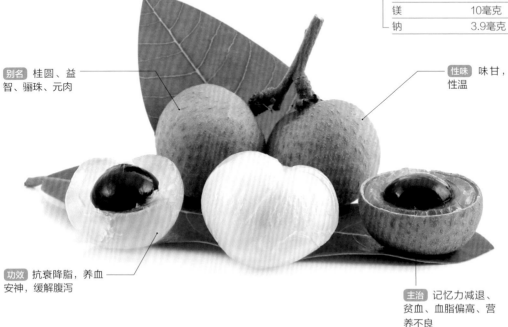

别名 桂圆、益智、骊珠、元肉

性味 味甘，性温

功效 抗衰降脂，养血安神，缓解腹泻

主治 记忆力减退、贫血、血脂偏高、营养不良

功效特征

养血安神 龙眼富含多种营养素，有很高的食疗价值。它含有丰富的葡萄糖、蔗糖及蛋白质等，含铁量也较高，在提高热量、补充营养的同时，又能促进血红蛋白合成以补血，有养心作用，对心血不足有一定的疗效。

补脑 龙眼肉除对全身有补益作用外，还对脑细胞特别有益，能增强记忆力，缓解疲劳。

缓解腹泻 龙眼还含有大量的烟酸，可用于辅助治疗因烟酸缺乏而引起的腹泻、皮炎等病症。

抗衰降脂 龙眼营养丰富，自古以来就深受人们喜爱，更被看作珍贵补品，其滋补功能不

言而喻。龙眼肉有抗衰老作用。煎剂对痢疾杆菌有抑制作用。此外，龙眼肉还具有降血脂、增加冠状动脉血流量的作用。

选购小窍门

➜ 选购龙眼时，应挑选外壳粗糙、色棕黄的，若外壳不平，有油褐斑迹，则表示不新鲜。也可以剥开外壳看果实的颜色，新鲜果实的颜色应洁白光亮，若出现红褐色血丝纹，则为不新鲜果实。

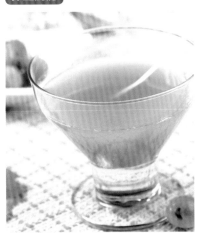

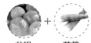 龙眼 ＋ 芦荟 ➙ 补血润肤+润肠清肠

龙眼芦荟冰糖露

材料:

龙眼80克,芦荟100克,冰糖适量。

做法:

❶ 将龙眼洗净,剥去外壳,取肉;芦荟洗净,去皮。

❷ 龙眼放入小碗中,加开水,加盖闷约5分钟,让它软化,放凉。

❸ 将准备好的材料放入果汁机中,加开水,快速搅拌,再加入适量冰糖即可。

中医课堂

[主治]	[材料]			[做法]
闭经	 龙眼肉40克	＋	 红枣5颗	二者洗净,加适量水,炖食
食欲不佳,脾虚泄泻	 龙眼肉20克	＋	白术10克	二者洗净,加水煎,早晚各服1次
气血两虚	 龙眼肉15克	＋	 黄芪10克	二者洗净,加水炖食,连食10天

小食谱

龙眼小米南瓜汤

材料:

小米20克,南瓜100克,龙眼12粒。

做法:

❶ 南瓜去皮,去瓤,切块,龙眼剥皮洗净后去核。

❷ 南瓜放入破壁机中,加入小米和600毫升水,选择营养糊按键,开始制作。

❸ 制作完成后,打开破壁机盖子,逐一放入龙眼肉。

❹ 按下破壁机蒸煮键,蒸煮5分钟即可。

饮食宜忌

宜

➙ 一般人群均可食用;

➙ 适宜体质弱、记忆力低下、头晕失眠者食用;

➙ 适宜虚弱的老年人及妇女食用;

➙ 适宜与酸枣仁、姜、莲子、芡实搭配食用。

忌

➙ 若有上火症状时,不宜食用;

➙ 孕妇不宜过多食用。

古代名医论

苏颂说,今闽、广、蜀地出荔枝的地方都有龙眼。龙眼树高二三丈,像荔枝而枝叶微小,冬季不凋。春末夏初,开细白花。七月果实成熟,壳为青黄色,有鳞甲样的纹理,圆形,大如弹丸,核像木子但不坚,肉薄于荔枝,白而有浆,甘甜如蜜。龙眼树结果实非常多,每枝结二三十颗,成穗状像葡萄。

李时珍说,龙眼为正圆形;龙眼树性畏寒,白露后才可采摘,可晒焙成龙眼干。

柠檬

祛斑美肤 · 生津止渴

柠檬的果实汁多肉脆，具有芳香的气味，含有丰富的柠檬酸，因此被誉为"柠檬酸仓库"。

食物成分（100克柠檬）	
热量	35千卡
蛋白质	1.1克
碳水化合物	6.2克
维生素C	22毫克
维生素E	1.1毫克
烟酸	0.6毫克
钙	101毫克
磷	22毫克
钾	209毫克
镁	37毫克
钠	1.1毫克

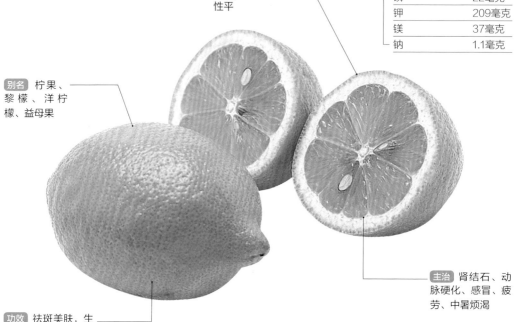

性味 味酸、甘，性平

别名 柠果、黎檬、洋柠檬、益母果

主治 肾结石、动脉硬化、感冒、疲劳、中暑烦渴

功效 祛斑美肤，生津止渴，安胎止呕，防治结石

功效特征

祛斑美肤 柠檬的强烈酸味源自其所含的维生素C与柠檬酸，它们都具有美白肌肤的功效。据研究，100克柠檬中含有22毫克的维生素C，能有效促进皮肤的新陈代谢，预防黑斑或雀斑的生成。

安胎止呕 柠檬酸味的另一个来源就是柠檬酸，它不仅可以止血，还具有缓解疲劳的作用。生食柠檬还有安胎、止呕的作用，因此柠檬是非常适合女性的水果。

防治结石 柠檬汁中含有大量的柠檬酸盐，甚至可以辅助溶解已形成的结石。因此，常食柠檬能防治肾结石。

生津止渴 柠檬味酸，入肝，健脾开胃，生津止渴，可做夏天清凉饮料。取适量柠檬汁加冷开水及白糖服用，可消暑生津、除烦。柠檬对食欲不振、维生素C 缺乏症、中暑烦渴、暑热呕吐等有明显食疗效果。

选购小窍门

➔ 选购时，应挑选色泽鲜艳，没有疤痕，皮比较薄，捏起来比较紧实的柠檬。

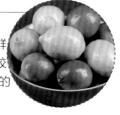

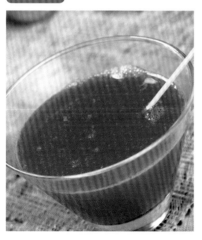

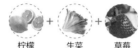

柠檬　生菜　草莓

➲ 护肤美容+清热生津

柠檬生菜草莓汁

材料：

柠檬1个，生菜80克，草莓10颗，冰块少许。

做法：

❶ 将柠檬洗净，连皮切成三块；草莓洗净后去蒂，生菜洗净。

❷ 将柠檬和草莓直接放进榨汁机里榨成汁；生菜卷成卷，放入榨汁机里榨汁。混合后加少许冰块即可。

中医课堂

［主治］	［材料］	［做法］
乳腺炎	 柠檬1~2个	将柠檬榨汁，湿敷患处
肺燥干咳	 柠檬1个 ＋ 蜂蜜适量	柠檬洗净，切碎，加蜂蜜，蒸20分钟后饮用
咳嗽痰多	 柠檬1个 ＋ 冰糖适量	柠檬洗净，二者炖服，早晚各1次
高血压	柠檬1个 ＋ 芹菜适量	柠檬、芹菜洗净，切碎，加开水榨汁

小食谱

冰糖柠檬膏

材料：

柠檬适量，冰糖100克，盐3克。

做法：

❶柠檬置盆中，倒入清水、盐，搓洗去除表皮蜡质。

❷将柠檬切片备用。

❸锅中倒入清水、冰糖和柠檬片，开大火熬至呈浓稠膏状即可。

饮食宜忌

宜
- ➲ 适宜消化不良、维生素C缺乏症者食用；
- ➲ 胎动不安的孕妇宜食用；
- ➲ 宜榨汁饮用，注意清洗外皮，避免柠檬外皮残留的农药侵入人体。

忌
- ➲ 胃溃疡、胃酸分泌过多者应慎食；
- ➲ 龋齿者或糖尿病患者应少吃。

柠檬面面观

【出产地】原产地说法不一，尚无定论。现在主产国为中国、希腊、意大利、西班牙和美国等。

【所属科系】属芸香科乔木植物。

【成熟周期】栽种后1年开花，第3年开始结果，每年可收果实6~10次。

【食用部分】果汁、果肉。

【药用部分】果皮：治脾胃气滞、食欲不振、脘腹胀痛。叶：治慢性支气管炎、气滞腹胀、咳喘痰多。

杏

补益身体 · 润肠养肺

杏是我国北方常见的水果之一，是一种营养价值较高的水果。其果实早熟，色泽鲜艳，果肉多汁，口味酸甜，深受人们的喜爱。

食物成分（100克含）

热量	36千卡
蛋白质	0.9克
碳水化合物	9.1克
维生素C	4毫克
维生素E	0.95毫克
烟酸	0.6毫克
钙	14毫克
磷	25毫克
钾	226毫克
镁	11毫克
钠	2.3毫克

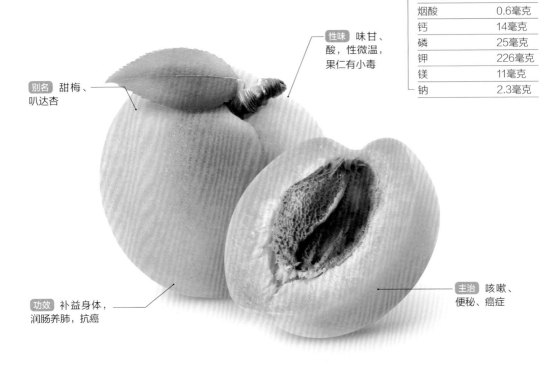

别名 甜梅、叭达杏

性味 味甘、酸，性微温，果仁有小毒

功效 补益身体，润肠养肺，抗癌

主治 咳嗽、便秘、癌症

功效特征

补益身体 杏仁营养丰富，其富含蛋白质、粗脂肪、多种维生素及磷、钙、钾等多种微量元素，是一种滋补佳品。

预防心脏病 杏也具有很好的食疗作用。杏中含有很多类黄酮，此类物质可预防心脏病，并能降低心肌梗死的发病率。其含有丰富的维生素C和多酚类成分，能显著降低心脏病和很多慢性病的发病率，还能够降低人体内胆固醇的含量。

抗癌 杏还含有丰富的苦杏仁苷，有一定的抗癌作用。

润肠养肺 杏仁的药用价值也是不容忽视的，具有止咳平喘、润肠通便的功效；其所含的苦杏仁苷在体内慢慢分解，逐渐产生氢氰酸，可以对人体呼吸中枢起抑制作用，使呼吸活动趋于平稳，而达到平喘、镇咳的效果，但不宜过量摄入。

选购小窍门

➜ 选购杏时，要挑选个大、色泽漂亮、味甜汁多、纤维少、核小、有香味、表皮光滑的。要观察其成熟度，过于生的果实酸而不甜，过熟的果实肉质酥软而缺乏水分。一般果皮颜色为黄泛红的口感较好。

养生厨房

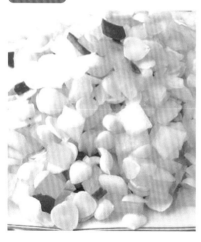

 + + + 青椒 ➡ 润肺止咳+瘦身养颜

杏仁　百合　红椒　青椒

百合拌杏仁

材料：

鲜百合100克，杏仁200克，香油、盐、味精、蒜末、红椒、青椒各少许。

做法：

❶ 将鲜百合洗净，掰开成片状；将杏仁洗净后去皮；红椒、青椒洗净后去蒂，去籽切粒。

❷ 将鲜百合、杏仁、红椒、青椒分别在沸水中焯一下，捞出控干水分。

❸ 加入盐、味精、香油，搅拌均匀，撒上蒜末即可。

中医课堂

[主治]	[材料]	[做法]
痢疾	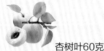 杏树叶60克	洗净，水煎服
小儿脐烂	杏仁适量	研成末敷在患处
胃阴虚，口干	 杏子蜜饯8个	沸水浸泡后服用
热咳不止	+　 杏仁15克　　冰糖10克	杏仁研末，冰糖化水，调匀服用

小食谱

杏沙冰

材料：

杏3个，鲜奶200毫升，蜂蜜1勺。

做法：

❶杏洗净，去皮，去核，切成片。

❷杏片和鲜奶分别装入保鲜袋密封后，放入冰箱冷冻；杏片冻3个小时，鲜奶冻30分钟。

❸将冻杏和冻鲜奶从冰箱中取出，隔着保鲜袋用擀面杖敲打成碎冰状，倒入碗中。

❹调入蜂蜜即可食用。

饮食宜忌

宜

➡ 适宜慢性气管炎、咳嗽患者食用；

➡ 适宜肺癌、鼻咽癌、乳腺癌患者化疗后食用。

忌

➡ 产妇、幼儿不宜吃杏；

➡ 糖尿病患者忌食杏制品；

➡ 杏不可多食，否则易致呼吸麻痹；

➡ 未成熟的杏不可吃。

古代名医论

　　李时珍说，各种杏的叶子都圆而有尖，二月开红色花，也有叶多但不结果的。味甜而沙的叫沙杏，色黄而带酸味的叫梅杏，青而带黄的是奈杏。其中金杏个大如梨，色黄如橘。

　　王祯在《王祯农书》中说，北方有种肉杏很好，色红，大而扁，有"金刚拳"之称。凡是杏熟时，将其榨出浓汁，涂在盘中晒干，再磨刮下来，可以和水调麦面吃。

橄榄

生津止渴 · 清热解酒

橄榄是南方特有的亚热带水果之一。橄榄鲜食味酸或甜，有的略带涩味，但回味甘甜，且有特殊的香气，深得人们喜爱。

食物成分（100克橄榄）	
热量	49千卡
蛋白质	0.8克
碳水化合物	11克
维生素C	3毫克
胡萝卜素	0.13毫克
烟酸	0.7毫克
钙	49毫克
磷	18毫克
钾	23毫克
镁	10毫克
钠	44毫克

别名 青果、忠果、谏果

性味 味酸、甘，性平

功效 清热，利咽喉，解酒毒

主治 咽喉炎、宿醉

功效特征

补充钙质 橄榄含有多种营养物质，其中维生素C的含量很高，钙含量也很高，易被人体吸收。儿童适量食用橄榄，有益于骨骼的发育。

清热润喉 橄榄的食疗价值很高。橄榄中含有大量鞣酸、挥发油、香树脂醇等，具有清热润喉、消炎消肿的作用，对咽喉肿痛、喑哑、咳嗽有一定的辅助疗效，并且能预防白喉、流感等。

生津止渴 橄榄含有大量水分及营养物质，能有效补充人体水分及所需营养。橄榄富含钙、磷、铁及维生素C等成分，能开胃，生津润喉，除烦热，很适合儿童、孕妇、体弱多病的中老年人食用。

醒酒解毒 橄榄所含的大量碳水化合物、维生素、鞣酸、挥发油及微量元素等，能帮助解酒，同时可以解河豚、毒蕈之毒。此外，橄榄还具有一定的防癌作用。

选购小窍门

➡ 橄榄的品种不同，其选购方法也不同——檀香，以圆形，果皮光滑、绿色或深绿色，香味浓郁者为佳；惠圆，以椭圆，果皮平滑、绿色，果肉厚、粗硬者为佳；汕头白榄，以果皮光滑，绿中带黄，肉质细，味甜者为佳。

橄榄　　白萝卜

➡ 清热解毒+防治感冒

夏季篇

橄榄萝卜饮

材料：

鲜橄榄50克，白萝卜500克。

做法：

① 将鲜橄榄洗净，去核，捣烂成泥备用；白萝卜洗净切成块，捣碎，与橄榄泥混合。

② 往锅中加水500毫升，小火煎20分钟即可。

③ 滤汁代茶饮，每日1次。

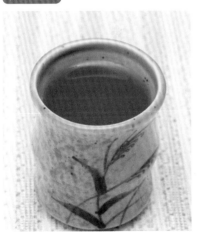

中医课堂

［主治］	［材料］	［做法］
外伤出血	鲜橄榄5个	去核，捣烂，外敷
疮疡肿毒	鲜橄榄8个	去核，取肉，捣烂，外敷患处
宿醉	鲜橄榄5~10个 ＋ 白糖50克	鲜橄榄洗净，去核，取肉捣烂，加白糖煎汁

小食谱

醒酒橄榄醋

材料：

鲜橄榄500克，白醋150毫升，冰糖250克。

做法：

❶ 鲜橄榄彻底洗净后，放在太阳下晒干水分。

❷ 密封玻璃罐洗净并晾干水分，把干燥的橄榄放入罐中。

❸ 按照一层冰糖、一层橄榄的次序填满2/3的玻璃罐，倒入白醋。

❹ 密封罐口，将玻璃罐置于阴凉干燥处2~3个月，即可开封食用。

饮食宜忌

宜

➡ 一般人群均可食用；

➡ 适宜醉酒者；

➡ 儿童、孕妇、体弱多病的中老年人均宜适量食用。

忌

➡ 寒性哮喘患者不宜多吃。

古代名医论

　　马志说，橄榄生于岭南。橄榄树像木子树而高，端直可爱。结子形状如生诃子，无棱瓣，八九月采摘。

　　李时珍说，橄榄树高，在果子将熟时用木钉钉树，或放少许盐在树皮内，果实一夜之间自落。橄榄果生食很好，蜜渍、腌藏后可贩运到远方。

　　《滇南本草》言其"治一切喉火上炎，大头瘟症，能解湿热、春温，生津止渴，利痰，解鱼毒、酒毒、积滞"。

椰子

补益脾胃 · 清热生津

椰子是棕榈科植物椰子树的果实，在我国的种植历史已有2000多年。椰子营养丰富，几乎全身是宝。

别名 胥椰、胥余、越子头、椰僳、越王头、椰糅

食物成分（100克椰子）	
热量	231千卡
蛋白质	4克
碳水化合物	31克
维生素C	6毫克
烟酸	0.5毫克
钙	2毫克
磷	90毫克
钾	475毫克
镁	65毫克
钠	55毫克
铁	1.8毫克

性味 味甘，性平

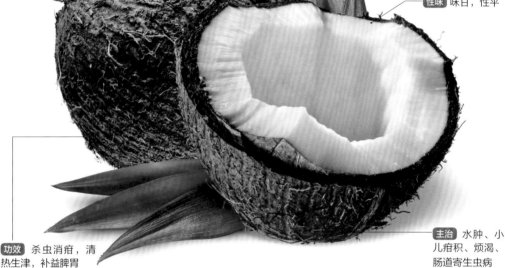

功效 杀虫消疳，清热生津，补益脾胃

主治 水肿、小儿疳积、烦渴、肠道寄生虫病

功效特征

补充营养 椰肉中含有蛋白质、碳水化合物；椰油中含有碳水化合物、B族维生素、维生素C等；椰汁含有更多的营养成分，如果糖、葡萄糖、蔗糖、蛋白质、脂肪、B族维生素、维生素C，以及钙、磷、铁等矿物质。

杀虫消疳 中医认为，椰肉味甘，性平，具有益气祛风、杀虫消疳的功效，而且可以治疗小儿绦虫、姜片虫病、癣和杨梅疮等。

清热生津 椰汁有生津、利水等功能，能治疗暑热、津液不足引起的口渴，服用后能清心安神、除烦渴。若水肿者服用，有利尿消肿的作用；吐血者服用，有凉血止血的功效。

补益脾胃 椰子果肉善健脾益气，经常食用，能令人面部润泽，可增强体质，对于脾虚乏力、食欲不振、四肢疲倦等有调治作用。椰子是一种药食兼用的食疗佳品。

选购小窍门

➜ 挑选椰子时主要靠摇晃听其声音，如果水声清晰，则品质较好。若喜欢吃椰子肉，则应选择手感较重，摇起来声音沉闷的椰子。

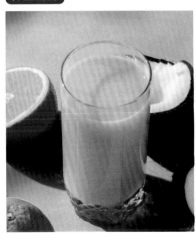

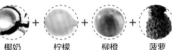

椰奶 ＋ 柠檬 ＋ 柳橙 ＋ 菠萝 ➡ 消除水肿+美白肌肤

柳橙菠萝椰奶

材料：

柳橙1个，柠檬半个，菠萝60克，椰奶35毫升，碎冰少许。

做法：

❶ 柳橙、柠檬洗净，去皮，切块后榨汁；菠萝去皮，切块。

❷ 将除碎冰外的其他材料放入果汁机内，加适量冷开水，高速搅打30秒，再倒入杯中，加入碎冰即可。

中医课堂

［主治］	［材料］	［做法］
热病口干，中暑发热	椰子1个	取汁喝，早晚各1次
皮肤湿疹	椰壳1个	打碎加水，煮浓汁，外洗患处
神经性皮炎	椰子油适量	涂擦患处
四肢乏力，食欲不振	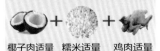 椰子肉适量 糯米适量 鸡肉适量	椰子肉切小块，与糯米、鸡肉同蒸

小食谱

椰子炖鸡

材料：

椰子1个，鸡肉300克，枸杞子适量，姜2片，盐适量。

做法：

❶ 剥开椰子，用碗装好椰汁，将椰肉切成条。

❷ 鸡肉洗净，切块，放入烧沸的清水中煮2分钟，捞出洗净备用。

❸ 将鸡肉、椰子肉和姜片放进砂锅，大火烧沸后转小火炖2小时。

❹ 关火前20分钟，往锅内倒入椰汁；出锅前调入盐即可。

饮食宜忌

宜
➡ 椰肉炖汤的补益效果十分显著；
➡ 脾虚乏力、身体虚弱者宜食。

忌
➡ 心脑血管疾病、高血压、糖尿病患者忌食；
➡ 脂肪肝、支气管哮喘、病毒性肝炎、胰腺炎等患者忌食。

古代名医论

　　李时珍说，椰子在果中属个大的。它的叶生在树顶，长四五尺，直耸指天，状如棕榈，势如凤尾。二月开花成穗，出于叶间，长二三尺，大如五斗容器。上连果实，一穗有数枚，小的如栝楼，大的如寒瓜，长七八寸，直径四五寸，悬在树端。椰子在六七月成熟，外有粗皮包着。皮内有核，圆而黑润，很是坚硬，厚二三分。壳内有白肉瓤，如凝雪一般，味甘美像牛乳。瓤肉空外，有浆数合，清美如酒，如放久了则混浊不好。

莲子

养心安神 · 益肾涩精

莲子是一种常见的滋补佳品。古人认为经常服食莲子可祛百病，因此，莲子历来为宫中御膳房必备食疗之品。

别名 莲宝、莲米、藕实、水芝、丹泽芝、莲蓬子、水笠子

食物成分（100克莲子）	
热量	344千卡
蛋白质	17克
碳水化合物	67克
维生素C	5毫克
维生素E	2.7毫克
烟酸	4.2毫克
钙	97毫克
磷	550毫克
钾	846毫克
镁	242毫克
钠	5毫克
铁	3.6毫克

性味 味甘，性平

功效 补虚强身，益肾涩精，养心安神

主治 癌症、体虚、遗精、泄泻

功效特征

补虚强身 莲子营养丰富，有很高的食疗价值。中医认为，莲子利于补养五脏，通畅经脉气血，从而有助于健康。莲子中所含的棉籽糖，是老少皆宜的营养滋补成分，对于久病者、产后妇女或老年体虚者均有一定的食疗作用。

防癌抗癌 据现代医学研究，莲子含有的氧化黄心树宁碱，对鼻咽癌有很好的抑制作用。因此，莲子具有防癌抗癌的保健功效。

益肾涩精 莲子主治肾虚遗尿、脾虚泄泻、久痢、淋浊、崩漏、带下等。莲子含有一种生物碱，即莲子碱结晶，有短暂降血压的作用，若转化为季铵盐，则会有持久的降血压作用。

莲子碱可平抑性欲，青年人多梦、遗精频繁或滑精者，食用莲子可涩精止遗。

养心安神 莲心所含的生物碱具有显著的强心作用，可以辅助治疗心肾不交所引起的心悸等，有养心安神的作用。

选购小窍门

➔ 选购时要看莲子表皮的颜色，若呈淡嫩绿黄色，表明莲子较嫩；若呈深绿色，则表明莲子已开始变老；若呈较深的绿黄色，则表明莲子已老了。吃时应去除莲心，否则会有苦味。

养生厨房

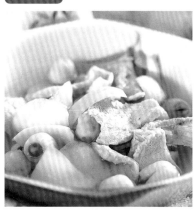

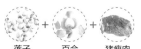

莲子 + 百合 + 猪瘦肉 → 补肾固精+养心安神

莲子百合煲肉

材料：

莲子30克，百合30克，猪瘦肉250克，盐适量。

做法：

❶ 莲子去心；百合洗净；猪瘦肉洗净，切片。

❷ 将莲子、百合、猪瘦肉放入锅中，加适量水，置小火上煲熟，加盐调味后即可。

中医课堂

[主治]	[材料]	[做法]
慢性腹泻	莲子适量	洗净炒熟，每次吃6颗
口舌生疮	莲心5克 + 甘草5克	将二者洗净，水煎2次，早晚服用
气血两虚	莲子适量 + 猪肚1个	将二者洗净，加适量水炖食
中暑烦热	莲心20克 + 白糖25克	莲心洗净，二者用开水冲泡，代茶饮

小食谱

燕麦莲子米糊

材料：

燕麦100克，干百合适量，干莲子12颗，蔓越莓干适量，黑芝麻少许。

做法：

❶ 干莲子、干百合洗净后，提前用水泡发。

❷ 燕麦用水淘洗干净，与泡发好的莲子、百合一起，放入豆浆机。

❸ 加水，加盖启动米糊程序。

❹ 米糊做好后，盛入碗中，撒上蔓越莓干和黑芝麻即可。

饮食宜忌

宜
- ➡ 一般人群均可食用；
- ➡ 适宜体质虚弱、脾虚心悸、失眠多梦者食用；
- ➡ 适宜慢性腹泻、遗精者食用；
- ➡ 适宜癌症患者食用。

忌
- ➡ 大便干结或腹部胀满的人应忌食。

莲子面面观

【出产地】我国大部分地区都有生产，其中以福建建宁、江西广昌产质最佳。

【所属科系】属睡莲科水生草本植物莲的种子。

【成熟周期】从萌芽、展叶、开花、结实到结藕、休眠，其生长周期为1年。

【食用部分】莲子。

【药用部分】石莲子：除湿热，开胃。莲心：消暑，生津止渴，涩精，止血。莲房：破血止血，收敛涩精，缩尿止带。莲须：清心肺虚热，消暑，生津止渴。

豌豆

抗菌消炎 · 利尿通便

豌豆在我国的种植历史已经有2000多年，其生长适应能力较强，主要分布在四川、江苏、湖北、湖南等地，具有极高的营养价值。

食物成分（100克豌豆）	
热量	313千卡
蛋白质	20克
碳水化合物	66克
维生素C	43毫克
维生素E	8.5毫克
烟酸	2.4毫克
钙	97毫克
磷	259毫克
钾	832毫克
镁	118毫克
钠	9.7毫克
铁	4.9毫克

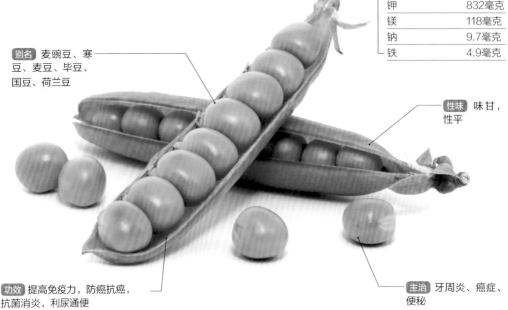

别名 麦豌豆、寒豆、麦豆、毕豆、国豆、荷兰豆

性味 味甘，性平

功效 提高免疫力，防癌抗癌，抗菌消炎，利尿通便

主治 牙周炎、癌症、便秘

功效特征

提高免疫力 豌豆中含有人体所需的多种营养物质，尤其是含有丰富的蛋白质，可以提高机体的抗病能力和康复能力。

防癌抗癌 豌豆苗的嫩叶中富含维生素C和能分解亚硝胺的酶，这种酶具有防癌抗癌的作用。豌豆中所含的胡萝卜素也可抑制人体内致癌物质的合成，从而减少癌细胞的形成，预防癌症的发生。

抗菌消炎 豌豆还含有止杈酸、赤霉素和植物凝集素等物质，这些物质都具有抗菌消炎、增强新陈代谢的功效。

利尿通便 豌豆中所含有的较为丰富的蛋白质、脂肪、胡萝卜素、磷、钙、铁、烟酸等成分，可以促进胃肠蠕动，防止便秘，健脾和胃，生津止渴，起到清肠、利尿的作用。

选购小窍门

➔ 选购豌豆时，扁圆形表示成熟度最佳；若荚果正圆形表示已经过老，筋凹陷也表示过老。手握豌豆若咔嚓作响，表示很新鲜。豌豆上市的早期要选择饱满的，后期要选择较嫩的。

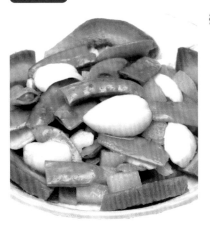

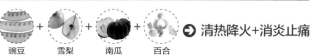

豌豆 + 雪梨 + 南瓜 + 百合 ➡ 清热降火+消炎止痛

雪梨豌豆荚炒百合

材料：

雪梨、豌豆荚各200克，鲜南瓜150克，柠檬半个，鲜百合1个，食用油、盐、淀粉各适量。

做法：

❶ 雪梨洗净后削皮切块；豌豆荚、鲜百合瓣开洗净，豌豆荚切段；南瓜洗净去皮，去瓤，切薄片；柠檬挤汁。

❷ 雪梨、豌豆荚、鲜百合、南瓜过沸水后捞出；锅中放油烧热，放入上述材料翻炒至八成熟后调入盐，继续翻炒至熟。

❸ 用淀粉勾芡，倒入柠檬汁，即可出锅。

［主治］	［材料］	［做法］
产后乳少	豌豆荚250克	洗净煮熟后空腹食用，每日2次
高血压，冠心病	豌豆苗适量	洗净，捣烂榨汁，每次饮50毫升
吐泻	豌豆荚适量 ＋ 面粉适量	豌豆荚洗净，和面油煎，或煲汤食用
脾胃不和	豌豆荚120克 陈皮10克 ＋ 香菜60克	三者洗净，加水煎汤，分2~3次温服

豌豆饼

材料：

熟豌豆100克，洋葱碎50克，糯米粉100克，面粉50克，白糖5克，食用油适量。

做法：

❶ 在搅拌机中放入熟豌豆，加半杯水和白糖后开始搅拌。

❷ 将搅拌好的豌豆糊倒入碗中，加糯米粉、面粉和洋葱碎搅拌成黏稠状。

❸ 不粘锅里加油，油热后，用勺子将豌豆糊盛入锅中，煎至两面金黄即可。

宜

➡ 一般人群均可食用；
➡ 适合糖尿病患者食用；
➡ 适宜下肢水肿的人食用；
➡ 适宜产后乳汁不下的妇女食用。

忌

➡ 豌豆熟后不易消化，不宜多食；
➡ 肾功能不全者不宜食用。

古代名医论

　　李时珍说，现在北方很多豌豆。它在八九月间下种，豆苗柔弱如蔓，有须。叶像蒺藜叶，两两对生，嫩的时候可以吃。三四月间开小花，像小飞蛾形状，花呈淡紫色。结的豆荚长约一寸，里面的子圆如药丸，也像甘草子。胡地所产的豌豆子像杏仁一般大。豌豆煮、炒都很好，用来磨粉又白又细腻。各种杂粮之中，以豌豆为上。还有一种野豌豆，颗粒很小不堪食用，只有苗可吃，叫翘摇。

黄瓜

延缓衰老 · 清热利尿

黄瓜自古以来就是清热解暑、改善夏季食欲不振的食疗佳蔬，被视为"消暑蔬菜"而广为食用。

食物成分（100克黄瓜）	
热量	15千卡
蛋白质	0.8克
碳水化合物	2.9克
维生素C	9毫克
维生素E	0.49毫克
烟酸	0.2毫克
钙	24毫克
磷	24毫克
钾	102毫克
镁	15毫克
钠	4.9毫克

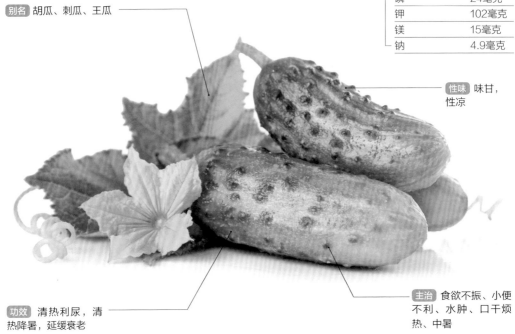

别名 胡瓜、刺瓜、王瓜

性味 味甘，性凉

功效 清热利尿，清热降暑，延缓衰老

主治 食欲不振、小便不利、水肿、口干烦热、中暑

功效特征

清热降暑 黄瓜是在酷热的环境中栽种而成，因此最符合"消暑蔬菜"的称号，其性凉，能有效缓解烦热口干和风火赤眼等症。

利尿消肿 黄瓜还具有明显的利尿效果，这是因为黄瓜含有水分及钾，能发挥利尿与消除水肿的作用。

补充钾元素 钾还能将盐分排出体外，防止血压上升，促进肌肉运动。夏天容易排出大量的汗水，钾会随汗水一起流失，因此应适量摄取钾营养素。多吃黄瓜可以及时补充身体所需的钾元素。

延缓衰老 黄瓜中含有丰富的维生素E，可起到延年益寿、抗衰老的作用。黄瓜中的黄瓜酶，有很强的生物活性，能有效地促进机体的新陈代谢。

选购小窍门

➔ 选购时，要挑选新鲜水嫩、有弹性、较硬，而且表面有光泽，带花，整体粗细一致的黄瓜。那种粗尾、细尾、中央弯曲的小黄瓜，则属于营养不良的品种，风味不佳。

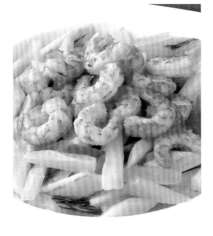

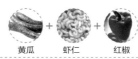

黄瓜 　 虾仁 　 红椒

➡ **营养低脂+减肥美容**

黄瓜炒虾仁

材料：

黄瓜200克，虾仁100克，红椒丝、食用油、盐、味精各适量。

做法：

❶ 黄瓜洗净去皮，斜切成块；虾仁挑去虾线后洗净。

❷ 虾仁放在沸水中焯一下；

将黄瓜放入碗内，加适量盐搅拌均匀。

❸ 炒锅内加油，烧热后放红椒丝爆香，将虾仁、黄瓜放入快炒。

❹ 加入适量盐、味精调味即可。

中医课堂

［主治］	［材料］	［做法］
痱子	 黄瓜1根	切片擦患处，每日2～3次
水肿，小便不利	 黄瓜1根	加等量水、醋煮至烂熟
湿热下痢	＋ 嫩黄瓜2～4根　蜂蜜适量	蘸蜂蜜食用，每日2～3次
蜂蜇伤	 老黄瓜适量	捣烂取汁，每日涂患处数次

小食谱

酱黄瓜

材料：

黄瓜400克，蒜4克，小米椒3克，生抽20毫升，白糖30克，盐15克，醋30毫升。

做法：

❶ 黄瓜洗净后去蒂，切条；小米椒洗净后切圈；蒜剥皮，洗净后切片。

❷ 黄瓜倒入碗中，加盐，搅拌均匀，腌渍3小时。

❸ 另取一碗，放醋、生抽、白糖、蒜片、小米椒，加适量水搅拌均匀。

❹ 碗中倒入挤过水的黄瓜，搅拌均匀即可。

饮食宜忌

宜
- ➡ 适宜热病患者、肥胖者、水肿者食用；
- ➡ 高血压、高脂血症、癌症患者可多吃；
- ➡ 嗜酒的人宜多吃；
- ➡ 糖尿病患者宜适量进食。

忌
- ➡ 不宜加碱或高热煮后食用；
- ➡ 胃寒者少食，否则易致腹痛、泄泻；
- ➡ 脾胃虚弱、虚寒腹痛、肺寒咳嗽者均应少食。

古代名医论

李时珍说，胡瓜（即黄瓜）到处都有。它正月二月下种，三月生苗牵藤。叶像冬瓜叶，也有毛。四、五月开黄色花，结的瓜围度有二三寸，长的可达一尺多。瓜皮青色，皮上有小结像疣子，皮到老的时候则变为黄赤色。籽与菜瓜籽相同。有一种五月下种，霜降时结瓜，白色而短，生熟都可食用的，兼作蔬菜和瓜果。

苦瓜

防癌抗癌 · 降糖通便

苦瓜在我国约有600年的栽培历史，除供观赏外，还供菜用。它不仅风味独特，还具有一般蔬菜无法比拟的食疗作用，深受大众的喜爱。

食物成分（100克苦瓜）

热量	19千卡
蛋白质	1克
碳水化合物	4.9克
维生素C	56毫克
维生素E	0.85毫克
烟酸	0.4毫克
钙	14毫克
磷	35毫克
钾	256毫克
镁	18毫克
钠	2.5毫克

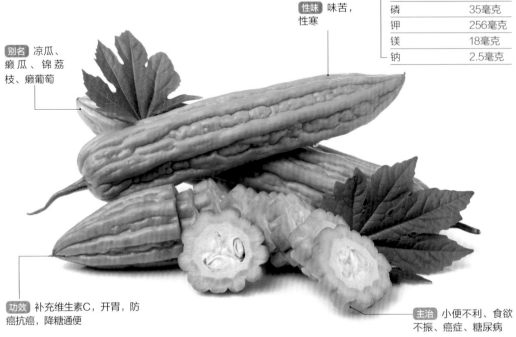

性味 味苦，性寒

别名 凉瓜、癞瓜、锦荔枝、癞葡萄

功效 补充维生素C，开胃，防癌抗癌，降糖通便

主治 小便不利、食欲不振、癌症、糖尿病

功效特征

补充维生素C 苦瓜中含有多种营养物质，每100克苦瓜中含有56毫克维生素C，是瓜类蔬菜中含维生素C较高的一种。适量食用，能有效预防维生素C缺乏症、动脉粥样硬化等疾病。

开胃 苦瓜中的苦瓜苷和苦味素能增进食欲，健脾开胃；苦瓜苷所含的生物碱类物质奎宁，可利尿活血、消炎退热、清心明目。

防癌抗癌 苦瓜中大量的蛋白质及维生素C能提高机体的免疫功能。而且苦瓜籽中含有的胰蛋白酶抑制剂，可以抑制癌细胞所分泌出来的蛋白酶，抑制恶性肿瘤生长，所以，苦瓜是一种可以防癌抗癌的蔬菜。

降糖通便 苦瓜中含有类似胰岛素作用的物质，即皂苷，具有良好的降血糖作用，适合糖尿病患者食用；其所含的膳食纤维，可加速胆固醇在肠道的代谢与排泄，有降低胆固醇、促进胃肠蠕动、防治便秘的作用。

选购小窍门

➡ 挑选苦瓜时，要观察苦瓜上果瘤，颗粒越大越饱满，表示瓜肉越厚；颗粒越小，瓜肉则越薄。好的苦瓜一般翠绿漂亮。如果苦瓜发黄，就代表已经过熟，果肉柔软不够脆，已失去应有的口感。

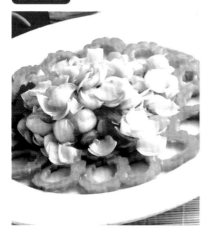

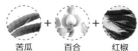

苦瓜 ＋ 百合 ＋ 红椒　　➡ 清热消暑+清心明目

苦瓜拌百合

材料：

苦瓜300克，鲜百合300克，红椒1个，盐、鸡精、香油、食用油、酱油、醋、花椒各适量。

做法：

❶ 苦瓜去瓤，洗净后用盐水浸泡1小时，再用开水焯一下，捞出沥干，切片。

❷ 鲜百合洗净掰片；红椒去蒂，洗净切丝。

❸ 油锅烧热，花椒爆香后捞出，将热油淋在苦瓜上，直至苦瓜变色，晾凉。

❹ 将苦瓜与鲜百合、红椒丝放入盘中，加入盐、鸡精、香油、酱油和醋后拌匀，摆盘即可。

中医课堂

[主治]	[材料]	[做法]
阳痿	 苦瓜籽10克	炒熟研末，黄酒送服，每日3次
痱子	苦瓜1根	切片，擦拭患处
呕吐	苦瓜根6克	洗净，水煎后连续服用多次
痈肿，疥疮	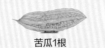 苦瓜1根	捣烂，敷于患处

小食谱

苦瓜炒蛋

材料：

苦瓜1根，鸡蛋2个，蒜、食用油各适量，红椒2根，生抽、料酒各3毫升，盐3克。

做法：

❶ 苦瓜洗净，去瓤，切片；蒜洗净后切片；红椒去蒂，洗净后切末。

❷ 锅内加清水，煮沸后倒入苦瓜，焯30秒，控水捞出。

❸ 鸡蛋打散。炒锅放油，倒入蛋液，翻炒至七分熟盛出。

❹ 另起油锅，倒入蒜片以大火爆香，倒入苦瓜，大火翻炒2分钟，加生抽、料酒、盐，翻炒均匀后加鸡蛋、红椒末，炒匀出锅。

饮食宜忌

宜
- ➜ 糖尿病患者可适量食用；
- ➜ 食欲不振者可适量食用；
- ➜ 适宜与辣椒搭配，可美肤、开胃、抗衰老。

忌
- ➜ 支气管哮喘因寒冷发作者不宜食用；
- ➜ 女性经期前后不宜多食；
- ➜ 苦瓜性寒，脾胃虚寒者不宜多食。

古代名医论

李时珍说，苦瓜原出自南番，现在闽、广都有种植。它在五月下种，生苗引蔓，茎叶卷须，都像葡萄但小些。七、八月开黄色的小花，花有五瓣如碗形。它结的瓜，长的有四五寸，短的只有二三寸，青色，皮上有细齿如癞，也像荔枝皮的样子，瓜熟时为黄色而自己裂开，里面有红瓤裹籽。瓤味甘美可食。其籽形扁如瓜子。南方人将青苦瓜去瓤后煮肉，及用盐、酱做成菜食用，苦涩有青气。

莲藕

预防贫血 · 调理肠胃

莲藕是我们较常食用的一种蔬菜，其微甜而脆，十分爽口，可生食，也可熟食，且药用价值较高，深受民众喜爱。

食物成分（100克莲藕）	
热量	70千卡
蛋白质	1.9克
碳水化合物	16.4克
维生素C	44毫克
维生素E	0.73毫克
烟酸	0.3毫克
钙	39毫克
磷	58毫克
钾	243毫克
镁	19毫克
钠	44毫克

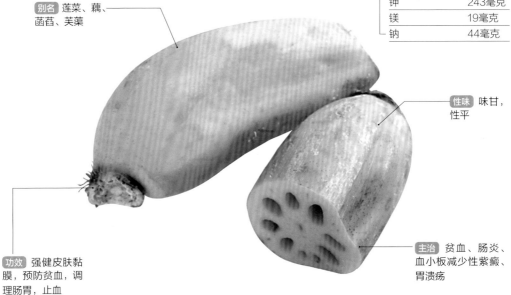

别名 莲菜、藕、菡萏、芙蕖

性味 味甘，性平

功效 强健皮肤黏膜，预防贫血，调理肠胃，止血

主治 贫血、肠炎、血小板减少性紫癜、胃溃疡

功效特征

强健皮肤黏膜 莲藕中的维生素C可以与蛋白质一起发挥效用，促进骨胶原的生成，起到强健皮肤黏膜的作用。

预防贫血 莲藕含有丰富的膳食纤维，还含有多种多酚类化合物，常食可预防贫血。

调理肠胃 莲藕中的丹宁具有消炎和收敛的作用，可以改善肠胃炎症。如果想要改善肠胃炎症或溃疡的症状，在不加热莲藕的状态下直接榨汁生饮，就能获得很好的效果。莲藕还含有一种糖类蛋白质，能促进人体对蛋白质或脂肪的消化，适量食用，可以减轻肠胃负担。

止血 藕节含鞣酸，有较好的收敛作用，对血小板减少性紫癜有一定食疗功效，对血热引起的出血也有一定作用。另外，藕粉可滋肾养肝、益髓补血。

选购小窍门

→ 选购莲藕时，要选择切口处水嫩新鲜，表面光泽、无伤痕、无褐变现象，而且每节之间的距离长且粗、藕孔小的。如果藕孔中带红或出现茶色黏液，就表示莲藕已经不新鲜了。

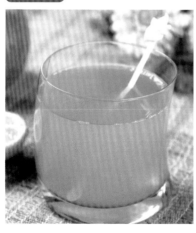

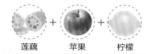

莲藕　苹果　柠檬

→ 预防感冒+清热生津

莲藕苹果柠檬汁

材料：

莲藕150克，苹果1个，柠檬半个。

做法：

❶ 莲藕洗干净，切成小块；苹果洗干净，去皮，去核，切成小块；柠檬洗净，切成小片。

❷ 将准备好的材料放入榨汁机内榨成汁即可。

中医课堂

[主治]	[材料]	[做法]
中暑	鲜藕250克 ＋ 白糖适量	洗净切片，加白糖后煎汤代茶饮
产后出血	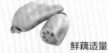 鲜藕适量	洗净，榨汁，每次2匙，每日3次
肠胃炎	鲜藕1500克	洗净，捣烂取汁，分2次用沸水冲服
白带异常	藕汁半碗 ＋ 红鸡冠花3朵 ＋ 红糖适量	前二者洗净，水煎，调红糖服用，每日2次

小食谱

凉拌莲藕

材料：

莲藕250克，红椒1个，姜2克，白醋、香油各10毫升，盐、鸡精各适量。

做法：

❶ 莲藕去皮，切薄片，焯一下水，放入凉开水中过凉。

❷ 姜洗净切末，红椒去蒂，洗净后切小粒。

❸ 莲藕控水后放入碗中，加红椒粒、姜末，再放入盐、鸡精、白醋、香油，拌匀即可。

饮食宜忌

宜
- 一般人群皆可食用；
- 适宜老幼妇孺、体弱多病、食欲不振、缺铁性贫血、营养不良者食用；
- 吐血、高血压、肝病患者宜食。

忌
- 消化功能低下、大便溏泄者不要吃生藕。

古代名医论

李时珍说，莲藕，荆、扬、豫各处湖泊塘池皆可生长。其芽穿泥而成白蒻，即蔤。节生两茎，一为藕荷，其叶贴水，其下旁行生藕；一为芰荷，其叶贴水，其旁茎生花。其叶清明后生。六七月开花，花心有黄须，蕊长寸余，须内即为莲蓬。花褪后，莲房中结莲子，莲子在房内像蜂子在窠中的样子。冬季至春掘藕食用，藕白有孔有丝。

冬瓜

减肥降脂 · 润肤美容

冬瓜果肉肥厚，疏松多汁，味淡，嫩瓜或老瓜均可食用。冬瓜营养丰富且结构合理，是一种有益健康的优质食物。

食物成分（100克冬瓜）	
热量	11千卡
蛋白质	0.4克
碳水化合物	2.6克
维生素C	18毫克
泛酸	0.2毫克
烟酸	0.3毫克
钙	19毫克
磷	12毫克
钾	78毫克
镁	8毫克
钠	1.8毫克

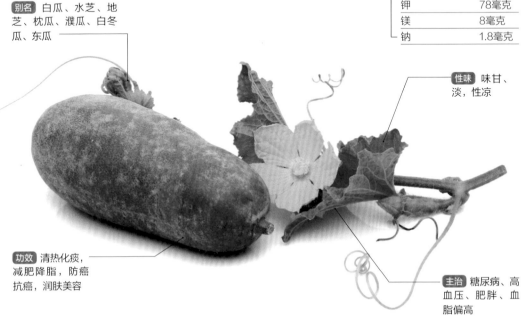

别名 白瓜、水芝、地芝、枕瓜、濮瓜、白冬瓜、东瓜

性味 味甘、淡，性凉

功效 清热化痰，减肥降脂，防癌抗癌，润肤美容

主治 糖尿病、高血压、肥胖、血脂偏高

功效特征

清热化痰 冬瓜种子含有脂肪油、腺嘌呤、蛋白质、碳水化合物、烟酸及葫芦巴碱等成分，有清热化痰、消痈、利湿的作用。

减肥降脂 冬瓜中膳食纤维含量很高，具有改善血糖水平、降低体内胆固醇、降血脂、防止动脉粥样硬化的作用。冬瓜中富含丙醇二酸，能有效控制体内的碳水化合物转化为脂肪，还能把多余的脂肪消耗掉，防止体内脂肪堆积，对防治高血压、减肥有良好的效果。

防癌抗癌 研究表明，冬瓜籽有诱生干扰素的作用，能抗病毒、抗癌。另外，冬瓜中的粗纤维，还能刺激肠道蠕动，使肠道里积存的致癌物质尽快排出体外。

润肤美容 冬瓜还有美容的作用，是比较适宜女性食用的蔬菜之一。冬瓜籽中的油酸，可以抑制体内黑色素的沉积，具有良好的润肤美容功效。

选购小窍门

➡ 挑选冬瓜时，应选择皮色青绿，带白霜，形状端正，表皮无斑点和外伤，且皮不软、不腐烂的。挑选时可用指甲掐一下，表皮硬、肉质紧密、种子黄褐色的冬瓜口感比较好。

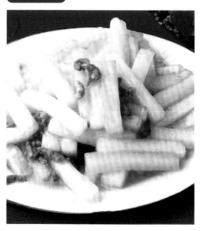

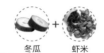

冬瓜　虾米

➡ 利水消肿+补钙壮骨

虾米烧冬瓜

材料：

虾米10克，冬瓜300克，食用油、盐各适量。

做法：

❶ 冬瓜削去皮，去瓤，切成条；虾米用清水洗一下。

❷ 锅置火上，放油烧热；可先下虾米炸一下捞出，这样让菜味更鲜、更香；然后下冬瓜翻炒，随后加入虾米和盐，略加清水，盖上锅盖，烧熟至入味即成。

中医课堂

[主治]	[材料]	[做法]
鱼蟹中毒	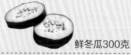 鲜冬瓜300克	洗净，捣烂，绞汁饮服
痔疮	冬瓜籽适量	洗净，煎浓汤，日洗数次
咳嗽痰多	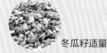 冬瓜籽15克　＋　红糖适量	捣烂研细，开水冲服，一日2次
冻疮	冬瓜皮250克　＋　茄子根250克	熬水煎汤，洗患处

小食谱

焖冬瓜

材料：

冬瓜250克，生抽20毫升，蚝油15毫升，盐、食用油各适量。

做法：

❶ 碗内倒入生抽、蚝油和盐，搅拌均匀，是为酱汁。

❷ 冬瓜去皮，去瓤，切成条状。

❸ 锅内倒油，油热后倒入冬瓜条，翻炒至微黄。

❹ 锅内倒入酱汁，加盖，大火焖煮1分钟即可。

饮食宜忌

宜

➡ 缺乏维生素C者宜多吃；

➡ 适宜与鸡肉、甲鱼搭配食用；

➡ 适合肾病、糖尿病、高血压、冠心病、水肿、肝硬化腹水、癌症、动脉硬化、肥胖患者食用。

忌

➡ 冬瓜性凉，脾胃虚寒者要慎食；

➡ 久病或体寒怕冷者应忌食；

➡ 宫寒痛经者忌食生冬瓜。

古代名医论

　　李时珍说，冬瓜三月生苗引蔓，大叶圆而有尖，茎叶都有刺毛。六七月开黄色的花，结的瓜大的直径有一尺，长三四尺。瓜嫩时绿色有毛，老熟后则为苍色，皮坚厚有粉，瓜肉肥白。瓜瓤叫作瓜练，白虚如絮，可用来洗衣服。子叫瓜犀，在瓜囊中排列生长。霜后采收冬瓜，瓜肉可煮来吃，也可加蜜制成果脯。子仁也可以食用。凡收瓜忌酒、漆、麝香及糯米，否则必烂。

丝瓜

润肤美白 · 通经活络

丝瓜原产于南洋，明代时引种到我国，成为人们常吃的蔬菜之一。丝瓜药用价值很高，各部分均可入药，深受人们的喜爱。

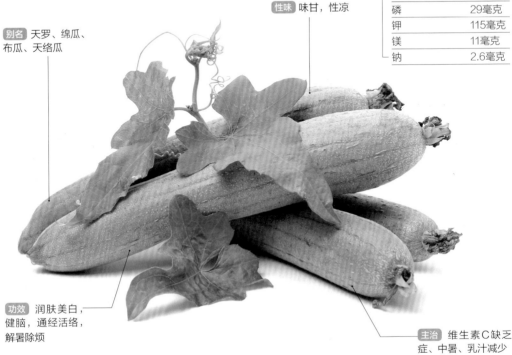

别名 天罗、绵瓜、布瓜、天络瓜

性味 味甘，性凉

功效 润肤美白，健脑，通经活络，解暑除烦

主治 维生素C缺乏症、中暑、乳汁减少

功效特征

润肤美白 丝瓜中含防止皮肤老化的B族维生素和能美白皮肤的维生素C等，能保护皮肤、消除斑块，使皮肤洁白、细嫩，是众所周知的美容佳品。丝瓜藤和茎的汁液具有保持皮肤弹性的特殊功能，能美容去皱，因此丝瓜汁有"美人水"之称。

健脑 丝瓜中的B族维生素还有利于小儿大脑发育及中老年人大脑健康；丝瓜提取物对乙型脑炎病毒有一定的预防作用。

通经活络 丝瓜叶味苦，性微寒，有化痰止咳、凉血解毒的作用；丝瓜还能通经络，行血脉，下乳汁，外用可止血、消炎。另外，女士多吃丝瓜，还对调理月经有帮助。

解暑除烦 丝瓜藤味苦，性凉，有解暑除烦的作用；丝瓜络味甘，性平，有清热解毒、利尿消肿作用，能在一定程度上缓解夏季热病、身热烦渴或肿痛。

选购小窍门

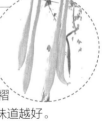

➲ 无论是挑选普通丝瓜还是有棱丝瓜，都应选择头尾粗细均匀的。挑选有棱丝瓜时，还要注意其皱褶间隔是否均匀，越均匀的味道越好。

养生厨房

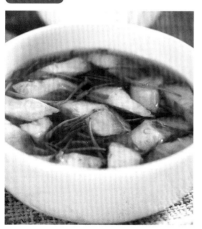

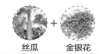

丝瓜　+　金银花　　➡ 活血通络+清热解毒

丝瓜银花饮

材料:

丝瓜500克，金银花100克。

做法:

❶ 丝瓜、金银花洗净，丝瓜去皮，切块。

❷ 锅中下入丝瓜、金银花，加水1000毫升，煮沸即可。

注：每次饮用200毫升，每日3～5次。

中医课堂

[主治]	[材料]	[做法]
痰多	小丝瓜2条	洗净，切段煮烂，饮服浓汁，每日3次
咽喉炎	嫩丝瓜适量	洗净，捣汁，每次服1汤匙，每日3次
小儿百日咳	鲜丝瓜100克　+　蜂蜜适量	鲜丝瓜洗净榨汁，加蜂蜜饮服，每日2次
腮腺炎	老丝瓜皮5克　+　瓠瓜皮5克	二者晒干研末，用油调敷患处

小食谱

金蒜蒸丝瓜

材料:

丝瓜2根，蒜1头，生抽少许，食用油适量。

做法:

❶丝瓜洗净，刮尽绿皮，切成3厘米左右的段。

❷在丝瓜段的一边切面处划花刀，不用太深。

❸蒜拍碎后切成蒜末，下油锅煸成金黄色后取出备用。

❹丝瓜摆盘中，花刀面朝上，将炒好的蒜末均匀铺在其上，淋上生抽。

❺将盘入凉水蒸锅中，大火煮沸后蒸5分钟左右即可。

饮食宜忌

宜
- ➡ 一般人都可吃丝瓜；
- ➡ 月经不调、身体疲乏、痰喘咳嗽者及产后乳汁不通的妇女适宜多吃。

忌
- ➡ 体虚内寒、易腹泻者不宜多食；
- ➡ 阳痿者不宜多食丝瓜；
- ➡ 脾虚者及孕妇慎吃丝瓜籽；
- ➡ 男性阳虚者不宜多食丝瓜皮，以免引起滑精。

古代名医论

　　李时珍说，丝瓜二月下种，生苗牵藤，攀延在树上、竹枝上，或给它搭棚架，让它攀缘其上。丝瓜叶大如蜀葵却多丫，有细毛刺，取汁可作绿色染料。它的茎上有棱。六、七月开黄花，花为五瓣，有点像胡瓜花，花蕊和花瓣都是黄色的。丝瓜直径一寸左右，长一二尺，甚至可达三四尺，为深绿色，有皱点，瓜头像鳖头。丝瓜嫩时去皮，可烹饪，可晒干，煮汤、做菜都很好。丝瓜的花苞、嫩叶和卷须，都可以食用。

苋菜

清热解毒 · 补钙壮骨

苋菜的嫩苗和嫩茎叶皆可食用，而且富含多种人体需要的维生素和矿物质，都易被人体吸收，有"长寿菜"之称。

食物成分（100克苋菜）	
热量	31千卡
蛋白质	2.8克
碳水化合物	5.9克
维生素C	30毫克
烟酸	0.6毫克
钙	178毫克
磷	63毫克
钾	340毫克
镁	38毫克
钠	42毫克

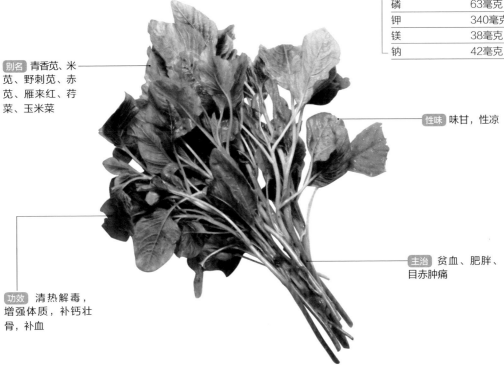

别名 青香苋、米苋、野刺苋、赤苋、雁来红、荇菜、玉米菜

性味 味甘，性凉

主治 贫血、肥胖、目赤肿痛

功效 清热解毒，增强体质，补钙壮骨，补血

功效特征

清热解毒 苋菜可清利湿热、清肝明目、凉血解毒，对湿热所致的赤白痢疾及肝火上升所致的目赤目痛、咽喉红肿不利等，均有一定的辅助治疗作用。

增强体质 苋菜中富含蛋白质、脂肪及多种维生素和矿物质，其所含的蛋白质极易被人体吸收，所含胡萝卜素比茄果类更高，可为人体提供丰富的营养物质，有利于提高机体的免疫力，强身健体，适合各年龄段人士食用。

补钙壮骨 苋菜所含钙、铁进入人体后很容易被吸收利用，能促进小儿的生长发育，对加快骨折患者的痊愈具有一定的食疗价值。

补血 苋菜含有丰富的钙和多种维生素，能维持正常的心肌活动，具有促进凝血、增加血红蛋白含量并提高其携氧能力，从而促进机体造血等功效。

选购小窍门

➡ 挑选苋菜，应选叶片新鲜、无斑点、无花叶的。一般来说，叶片厚、皱的苋菜比较老，叶片薄、平的比较嫩。选购时也可以手握苋菜，手感软的较嫩，手感硬的较老。

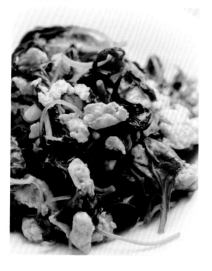

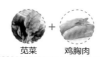

苋菜　鸡胸肉　　➡ 强健骨骼+保护牙齿

鸡肉炒苋菜

材料：

鸡胸肉1块，苋菜1把，食用油、花雕酒、干淀粉、生抽各适量，盐少许。

做法：

❶ 苋菜洗净后沥干水备用。

❷ 鸡胸肉洗净切薄片，放入碗中，用花雕酒、干淀粉、生抽抓匀，腌渍10分钟。

❸ 锅烧热倒入油，待油八成热时放入腌渍好的鸡胸肉片，快速用铲子划散、翻炒。

❹ 待鸡胸肉颜色由粉变白后，倒入备好的苋菜翻炒半分钟左右，再放少许盐即可。

中医课堂

［主治］	［材料］	［做法］
痢疾	苋菜500克	洗净，用食用油煸炒，调以盐、醋、蒜
早期麻疹	苋菜200克	洗净，加水煎服，每日2次
产后腹痛	红苋菜籽15克 ＋ 红糖适量	炒黄后研末，加红糖冲开水服用
小便不利，湿热水肿	苋菜60克 ＋ 空心菜100克	二者洗净切碎，水煎服，或代茶饮

小食谱

蒜香苋菜

材料：

苋菜250克，盐2克，蒜3瓣，食用油适量。

做法：

❶ 蒜去皮后用刀拍扁。

❷ 苋菜用清水洗净，沥水备用。

❸ 锅中倒入油，大火将油烧热后放入蒜煸香。

❹ 将苋菜放入煸炒，调入盐，翻炒至苋菜变软即可。

饮食宜忌

宜
➡ 一般人群都可食用；
➡ 尤其适合老人、儿童、妇女及减肥者食用。

忌
➡ 苋菜性凉，阴盛阳虚体质、脾虚便溏或慢性腹泻者，不宜食用；
➡ 孕妇不宜多食。

古代名医论

李时珍说，苋都在三月撒种，六月以后就不能吃了。苋老了则抽出如人高的茎，开小花成穗，穗中有细子，子扁而光黑，与青葙子、鸡冠子没有什么区别，九月收子。细苋即野苋，北方人叫糠苋，茎柔叶细，长出来就结子，味道比家苋更好。青葙苗俗称鸡冠苋，也可以食用。

生菜

消脂减肥 · 清肝利胆

生菜是叶用莴苣的俗称，原产于欧洲，传入我国的历史较悠久。我国东南沿海、两广地区栽培较多，而台湾地区种植尤为普遍。

食物成分（100克生菜）	
热量	13千卡
蛋白质	1.3克
碳水化合物	2.0克
维生素C	13毫克
烟酸	0.4毫克
钙	34毫克
磷	27毫克
钾	170毫克
镁	18毫克
钠	33毫克

别名 叶用莴苣、鹅仔菜、唛仔菜、莴仔菜

性味 味甘，性凉

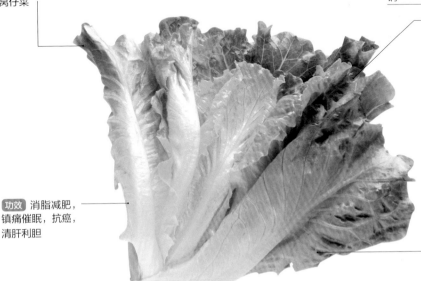

功效 消脂减肥，镇痛催眠，抗癌，清肝利胆

主治 失眠、高胆固醇血症、神经衰弱、肥胖

功效特征

消脂减肥 生菜中含有丰富的膳食纤维和维生素C，有消除多余脂肪的作用，故又叫减肥生菜。对于爱美、希望保持苗条身材的女性来说，将生菜洗净，直接加入适量沙拉酱调匀食用，是个不错的选择。

镇痛催眠 因其茎叶中含有莴苣素，故味微苦，具有镇痛、催眠、降低胆固醇等功效，可辅助治疗神经衰弱等症，适量食用对身体健康有益处。生菜所含的维生素还具有防止牙龈出血等功效。

清肝利胆 生菜中含有甘露醇等有效成分，能利尿，促进血液循环，还能清肝利胆。

抗癌 生菜还含有一种干扰素诱生剂，可刺激人体正常细胞产生干扰素，从而产生一种抗病毒蛋白，抑制病毒。此外，其叶绿素中的铜钠盐具有抗癌变作用，能在一定程度上防止细胞癌变。

选购小窍门

➔ 买球形生菜要选松软叶绿、大小适中的，硬邦邦的口感差；买散叶生菜时，要选大小适中、叶片肥厚适中、叶质鲜嫩、叶绿梗白且无蔫叶的，并且要看看根部，若中间有突起的苔，说明生菜老了。

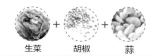

生菜 ＋ 胡椒 ＋ 蒜　　➡ 清肝利胆+镇痛安神

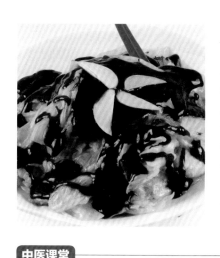

蚝油生菜

材料：

生菜600克，蚝油30毫升，蒜、盐、白糖、胡椒粉、料酒、食用油、香油各适量。

做法：

❶ 把生菜洗干净。坐锅放水，加适量盐和白糖，煮沸后放生菜，片刻后捞出，沥干水分后盛盘。

❷ 坐锅放油，加蒜煸炒，再加蚝油、料酒、胡椒粉和剩余的白糖，煮沸后浇在生菜上，再淋香油即可。

中医课堂

[主治]	[材料]	[做法]
失眠	生菜400克	洗净，清炒食用即可
慢性胃炎	生菜300克 ＋ 蒜30克	把蒜切成蒜蓉，和生菜一起炒食
肺热咳嗽	生菜300克 ＋ 豆腐100克	将生菜和豆腐洗净，一起做汤食用
高脂血症	生菜适量 ＋ 蚝油适量	蚝油加热后倒入洗净的生菜，翻炒片刻

饮食宜忌

宜	➡ 一般人群均可食用，老少皆宜； ➡ 夏季宜多食。
忌	➡ 生菜性凉，尿频、胃寒的人应少吃。

小食谱

豆皮生菜卷

材料：

豆皮1张，生菜叶4片，胡萝卜1根，芝麻酱1小盘。

做法：

❶ 胡萝卜去皮洗净；生菜叶清洗干净，放1勺盐浸泡5分钟后，冲洗干净，沥干水分。

❷ 胡萝卜擦成丝，越长越好。

❸ 豆皮放入开水中焯烫20秒捞出。

❹ 焯烫好的豆皮铺开晾凉，选择一侧，先放生菜叶，再放胡萝卜丝。

❺ 用手紧紧地卷起来，斜刀切成小卷，蘸芝麻酱即可食用。

生菜面面观

【出产地】原产自欧洲地中海沿岸。

【所属科系】属菊科草本植物。

【成熟周期】从种植到采收一般需要30~50天。

【种植时间】在我国华北及长江流域地区春秋两季皆可种植，而华南地区从9月至次年2月都能播种。

【食用部分】菜叶。

【药用部分】茎：降低胆固醇，辅助治疗神经衰弱等。叶：消除脂肪，减肥。

空心菜

防癌通便 · 消除口臭

空心菜，学名蕹菜，又叫竹叶菜，水陆均可生长，营养价值较高。在我国主要分布在长江以南地区，因富含叶绿素，有"绿色精灵"之称。

食物成分（100克空心菜）	
热量	20千卡
蛋白质	2.2克
碳水化合物	36克
维生素C	25毫克
烟酸	0.8毫克
钙	99毫克
磷	27毫克
钾	243毫克
镁	29毫克
钠	94毫克

别名 藤藤菜、蕹菜、蕻菜、通心菜、瓮菜、空筒菜、竹叶菜

性味 味甘，性凉

功效 增强体质，降脂减肥，防癌通便，消除口臭

主治 高脂血症、肥胖、便秘、口臭

功效特征

增强体质 空心菜是夏秋季节主要绿叶菜之一，富含维生素、膳食纤维和钙，这些物质有助于增强体质，防病抗病。

降脂减肥 烟酸、维生素C共同作用，能降低胆固醇、甘油三酯对人体的危害，因此空心菜具有降脂减肥的功效。

防癌通便 空心菜还含有钾等调节人体体液平衡的元素，可预防肠道内的菌群失调，对防癌有益。空心菜中的膳食纤维由纤维素、半纤维素、木质素、胶浆及果胶等组成，具有通便利尿的作用。

消除口臭 空心菜富含叶绿素，可洁齿防龋、除口臭、健美皮肤，具有一定的美肤功效。

抑菌 空心菜对金黄色葡萄球菌、链球菌等有一定的抑制作用。

选购小窍门

➡ 挑选空心菜时，以无黄斑、茎部不太长、叶子宽大新鲜的为佳，而且应买梗比较细小的，吃起来口感更佳。

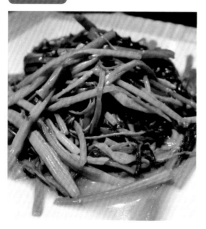

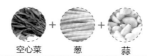

空心菜 ＋ 葱 ＋ 蒜　➡ 降脂减肥+清热利尿

清炒空心菜

材料：

空心菜500克，盐、鸡精、葱、蒜、酱油、食用油各适量。

做法：

❶ 空心菜择洗干净，沥干。葱洗净切碎，蒜洗净切片。

❷ 油锅置火上烧热，放入葱、蒜爆香，加入空心菜翻炒数下，放入盐、酱油炒至熟，加入鸡精炒匀即可。

中医课堂

［主治］	［材料］	［做法］
痢疾	 空心菜根100克	洗净，水煎服，每日2次
糖尿病	＋ 空心菜100克　玉米须50克	二者洗净，水煎服，每日2次
小儿夏季热，口渴	＋ 空心菜100克　荸荠6个	二者洗净，共煮汤，每日3次，连服6天
肺热咳血	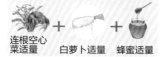 连根空心菜适量　白萝卜适量　蜂蜜适量	前二者洗净，同捣烂，绞汁1杯，用蜂蜜调服

小食谱

酱拌空心菜

材料：

空心菜500克，盐、白糖、凉拌醋、生抽、蚝油、食用油各适量，辣椒酱、十三香各少许。

做法：

❶空心菜择成小段并清洗干净。

❷锅中放水烧沸，放入空心菜焯水，不要超过2分钟。

❸空心菜捞起，控干水分，装盘，调入以上调料，再泼入一勺热油。

❹搅拌均匀后静置2分钟即可。

饮食宜忌

宜
➡ 适合便血、血尿患者食用；
➡ 糖尿病、高胆固醇血症、高脂血症、口臭患者宜食；
➡ 适宜爆炒或焯后凉拌，可避免营养流失。

忌
➡ 因其性凉滑利，脾胃虚寒者应慎食；
➡ 便溏、体质虚弱患者忌食。

空心菜面面观

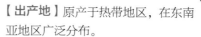

【**出产地**】原产于热带地区，在东南亚地区广泛分布。

【**所属科系**】属旋花科草本植物。

【**成熟周期**】定植到采收一般需要30天左右。

【**食用部分**】茎叶。

【**药用部分**】根：治鼻出血、白带、牙痛、白浊、虚淋。叶：治鼻出血、咳血、尿血、小便不畅、便秘、痔疮、淋浊、肺热咳血、食物中毒、小儿夏季热、糖尿病、痢疾、湿疹。

蕨菜

清热解毒 · 降压利尿

蕨菜营养丰富，含有多种维生素，既可当蔬菜，又可制饴糖、饼干、代藕粉或药品添加剂，还有很高的药用价值。

食物成分（100克蕨菜）	
热量	39千卡
蛋白质	1.6克
碳水化合物	9克
维生素C	23毫克
烟酸	2.7毫克
钙	17毫克
磷	50毫克
钾	292毫克
镁	30毫克
锌	0.6毫克

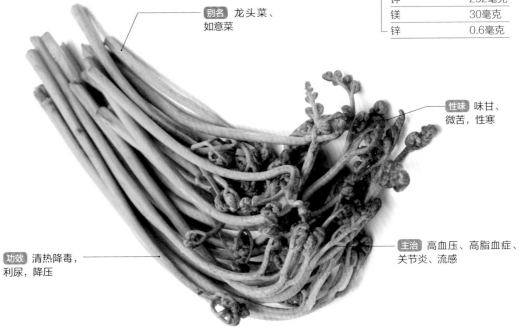

别名 龙头菜、如意菜

性味 味甘、微苦，性寒

功效 清热降毒，利尿，降压

主治 高血压、高脂血症、关节炎、流感

功效特征

清热解毒 其中的蕨菜素对细菌有一定的抑制作用，可用于发热不退、肠风热毒、湿疹等病症，适量食用具有一定的清热解毒、杀菌消炎的功效。

降压 蕨菜含有的B族维生素、维生素C和皂苷等物质可以扩张血管，起到降低血压、血脂和胆固醇的作用，还能够扩张血管，改善心血管功能。

健体抗病 蕨菜可制成粉皮等代粮充饥，能补脾益气，强健机体，增强机体抗病能力，适用于腰膝酸软、瘦弱多病者。适量食用蕨菜，可缓解头晕、关节炎等症，并对麻疹、流感有预防作用。

利尿 蕨菜具有利尿、健胃、降气、祛风化痰等作用。民间常用蕨菜治疗腹泻、痢疾、小便不通、食积、呃逆等病症。

选购小窍门

➡ 蕨菜以粗细整齐、色泽鲜艳、柔软鲜嫩为佳。判断蕨菜是否鲜嫩，主要看叶子。如果叶子是卷曲的，说明比较鲜嫩，因为蕨菜老了之后，叶子就会舒展开来。

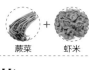 ➡ 清热解毒+强健身体

蕨菜 + 虾米

炝炒蕨菜

材料：

蕨菜适量，虾米少许，盐、味精、料酒、食用油各适量。

做法：

❶ 将蕨菜洗净，控净水，在沸水中焯一下，沥干后冷却；虾米洗净，泡发；

❷ 炒锅放油，油热后放入蕨菜、虾米翻炒，加盐、料酒后翻炒入味，起锅前调入味精即可。

夏季篇

中医课堂

［主治］	［材料］	［做法］
慢性风湿性关节炎	蕨菜适量	将蕨菜洗净，加水煎服
慢性肾炎	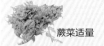 蕨菜适量	按家常做法炒食或煮汤
脱肛	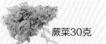 蕨菜30克	洗净后加水煎服，每日3次

小食谱

凉拌蕨菜

材料：

蕨菜200克，蒜4瓣，辣椒2个，生抽、蚝油、白糖、陈醋、葱各适量，盐、食用油各少许。

做法：

❶蕨菜洗净，放入沸水中烫煮3分钟，捞出放凉水中泡10分钟；捞出切段后放入碗中。

❷葱洗净后切小段，辣椒洗净后切圈，蒜去皮切成小粒。

❸炒锅放油，油热后放蒜粒、1/3的葱段和全部辣椒圈，煸出香味。

❹锅内加生抽、蚝油等调料，加适量水煮沸，再加入剩余的葱段烧沸，即为料汁。

❺把料汁浇在蕨菜上即可。

饮食宜忌

宜
➡ 一般人群均可食用；
➡ 湿疹、疮疡患者宜食；
➡ 发热不退、肠风热毒者宜食。

忌
➡ 不宜生吃，否则易中毒；
➡ 不宜长期大量食用；
➡ 脾胃虚寒者不宜多食。

古代名医论

李时珍说，蕨各处山中都有。它二、三月生芽，卷曲的样子像小儿的拳头。长成后展开则像凤尾，高三四尺。蕨茎嫩时采取，用灰汤煮去涎滑，晒干作蔬菜，味甘滑。也可以和醋食用。蕨根为紫色，皮内有白粉。将其捣烂，再三洗后沉淀，取粉做饼，或剥掉皮做成粉条吃，粉条颜色淡紫，味滑美。

蒜薹

清肠通便 · 抗菌杀菌

蒜薹在中国种植已有2000多年的历史，苍山、金乡是国家命名的两个"中国大蒜之乡"，其中苍山以生产蒜薹为主。

食物成分（100克蒜薹）	
热量	61千卡
蛋白质	2克
碳水化合物	15克
维生素C	1毫克
烟酸	0.2毫克
钙	19毫克
磷	52毫克
钾	161毫克
镁	28毫克
锌	1毫克

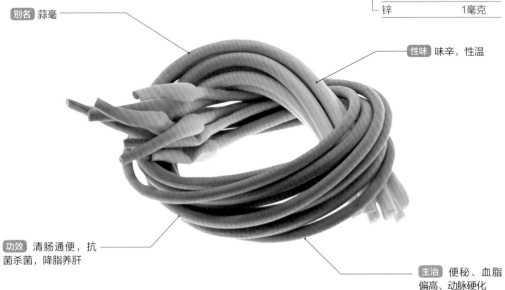

别名 蒜毫

性味 味辛，性温

功效 清肠通便，抗菌杀菌，降脂养肝

主治 便秘、血脂偏高、动脉硬化

功效特征

清肠通便 蒜薹外皮含有丰富的纤维素，可刺激大肠蠕动，调治便秘。适量食用蒜薹能预防痔疮的发生，并对轻中度痔疮有一定的缓解效果，降低痔疮的复发次数。

抗菌杀菌 蒜薹中所含的大蒜素，可以抑制金黄色葡萄球菌、链球菌、痢疾杆菌、大肠杆菌、霍乱弧菌等细菌的生长繁殖，具有很好的抗菌、杀菌作用。

醒脾消积 蒜薹的辣味主要来自其含有的大蒜素。这种大蒜素不仅具有醒脾气、消积食的作用，而且能起到预防流感、防止伤口感染的功效。

降脂养肝 蒜薹对心脑血管有一定的保护作用，它不仅有明显的降血脂作用，还能防止血栓和动脉硬化，并能预防冠心病。此外，它还能保护肝脏，适量食用能预防肝脏病变。

选购小窍门

➡ 选购蒜薹时，以条长翠嫩、枝条浓绿、茎部白嫩的为佳，若尾部发黄、顶端开花、纤维粗老则不宜购买。一般判断蒜薹老嫩的方法是用指甲掐秆部，如果易掐断且汁液多的就比较嫩，反之就比较老。

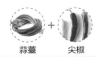

蒜薹　尖椒

➡ 防治便秘+补虚养肝

夏季篇

蒜薹炒章鱼

材料：

蒜薹1小把，章鱼足适量，尖椒、芹菜各少许，蒜、盐、酱油、料酒、鸡精、食用油各适量。

做法：

❶ 蒜薹洗净，切段；章鱼足洗净，放沸水中焯一下，切段；尖椒去蒂，尖椒、芹菜洗净后切段；蒜切碎备用。

❷ 锅内放油，油热后放蒜爆香。

❸ 倒入蒜薹、章鱼足、尖椒、芹菜，大火翻炒。

❹ 放酱油、盐、料酒继续翻炒，起锅前调入鸡精。

中医课堂

［主治］	［材料］	［做法］
流感	 蒜薹300克	洗净切段，清炒即可，避免过于熟烂
高脂血症	 蒜薹适量　＋　黑木耳适量	二者洗净，切段（小朵），一起翻炒食用
大脑疲劳	 蒜薹150克　＋　猪肝200克	二者洗净，切段（片）翻炒，加入调料即可

小食谱

腌蒜薹

材料：

蒜薹250克，盐4克，生抽50毫升，油泼辣子2小勺，陈醋50毫升，香油10毫升，鲜花椒1小勺。

做法：

❶ 将蒜薹洗净后掐头去尾，取中间比较鲜嫩的部分切小段。

❷ 保鲜盒内放入切好的蒜薹，加盐、鲜花椒腌渍30分钟，倒掉腌渍出的水。

❸ 取一个干净的碗，加生抽、陈醋、油泼辣子，调兑成汁。

❹ 将腌好的蒜薹放入碗汁中，再腌渍2小时以上，调入香油即可食用。

饮食宜忌

宜
- ➡ 适合心脑血管疾病患者、癌症患者食用；
- ➡ 受便秘和痔疮困扰的人群宜食用；
- ➡ 痢疾、肺炎患者宜食。

忌
- ➡ 消化不良的人要少吃；
- ➡ 有肝病的人过量食用，反而可能造成肝功能障碍；
- ➡ 不宜多食，过量食用会影响视力。

蒜薹储藏小常识

【家庭储藏】

❶ 常温状态下，蒜薹的保质期是10～15天。

❷ 在0℃的低温环境中可以储藏2个月。

【大批量、长时间储藏】

❶ 冰窖贮藏：此方法需要消耗大量冰块，东北地区适用，但保鲜效果一般，成本较大。

❷ 一般冷藏：冷库中保持温度在0℃上下，空气相对湿度需要维持在90%以上，可储存3个月。

夏季 蔬果一览

橄榄
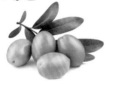
「性味」味酸、甘，性平
「归经」入肺、胃经
「功效」生津止渴，清热解酒，补充钙质

龙眼
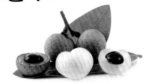
「性味」味甘，性温
「归经」入心、脾经
「功效」抗衰降脂，养血安神，缓解腹泻

莲藕

「性味」味甘，性平
「归经」入心、肝、脾、胃经
「功效」预防贫血，调理肠胃，止血

芒果
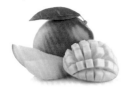
「性味」味甘、酸，性凉
「归经」入肺、肝、脾、胃经
「功效」益胃止呕，抗癌防癌，明目美肤

杏
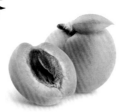
「性味」味甘、酸，性微温，果仁有小毒
「归经」入肺、心经
「功效」补益身体，润肠养肺，抗癌

柠檬
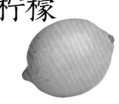
「性味」味酸、甘，性平
「归经」入肺、胃经
「功效」生津止渴，祛斑美肤，安胎止呕

丝瓜
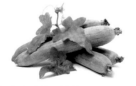
「性味」味甘，性凉
「归经」入肺、肝、胃、大肠经
「功效」解暑除烦，通经活络，健脑润肤

苦瓜
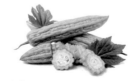
「性味」味苦，性寒
「归经」入心、脾、肺经
「功效」防癌抗癌，降糖通便，开胃

豌豆
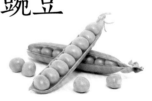
「性味」味甘，性平
「归经」归脾、胃经
「功效」抗菌消炎，利尿通便，防癌抗癌

生菜

「性味」味甘，性凉
「归经」入大肠、胃经
「功效」清肝利胆，镇痛，消脂减肥

黄瓜
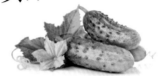
「性味」味甘，性凉
「归经」入肺、脾、胃、大肠经
「功效」清热利尿，延缓衰老，补充钾元素

西瓜

「性味」味甘、淡，性寒
「归经」入心、胃、膀胱经
「功效」解暑生津，利水消肿，预防肾炎

椰子

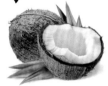

[性味] 味甘，性平
[归经] 入肺经
[功效] 补益脾胃，清热生津，杀虫消疳

荔枝

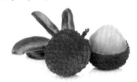

[性味] 味甘、酸，性温
[归经] 入肝、脾经
[功效] 止呃止痛，补脑安神，美容祛斑

莲子

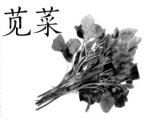

[性味] 味甘，性平
[归经] 入心、脾、肾、大肠经
[功效] 补虚强身，益肾涩精，养心安神，防癌

冬瓜

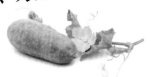

[性味] 味甘、淡，性凉
[归经] 入肺、大肠、膀胱经
[功效] 清热化痰，润肤美容，减肥降脂

空心菜

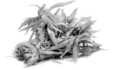

[性味] 味甘，性凉
[归经] 入心、肝、肾经
[功效] 防癌通便，降脂减肥，防口臭

苋菜

[性味] 味甘，性凉
[归经] 入肺、大肠经
[功效] 清热解毒，补钙壮骨，补血

蒜薹

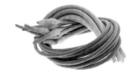

[性味] 味辛，性温
[归经] 入胃、肺经
[功效] 清肠通便，抗菌杀菌，醒脾消积

蕨菜

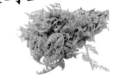

[性味] 味甘、微苦，性寒
[归经] 入胃、大肠经
[功效] 清热解毒，利尿，降压

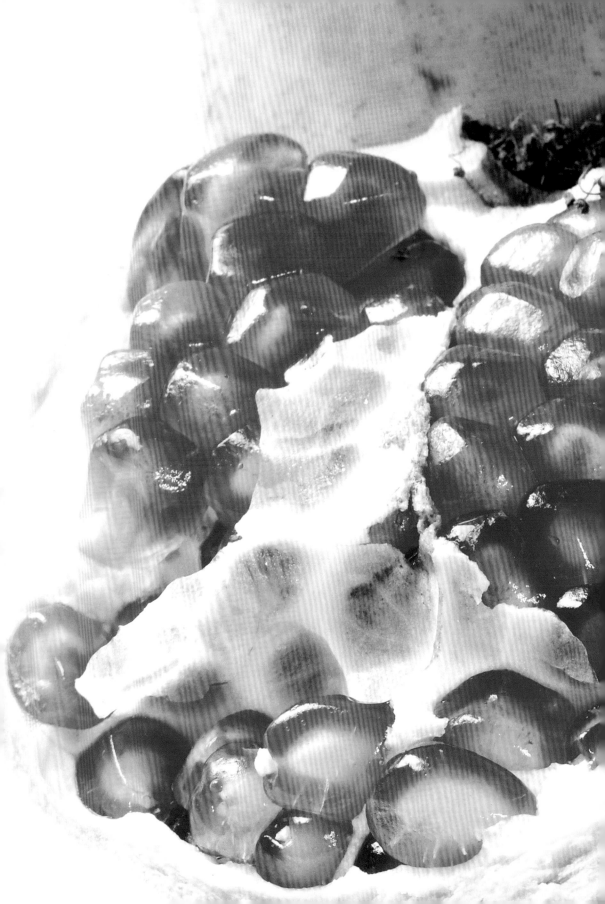

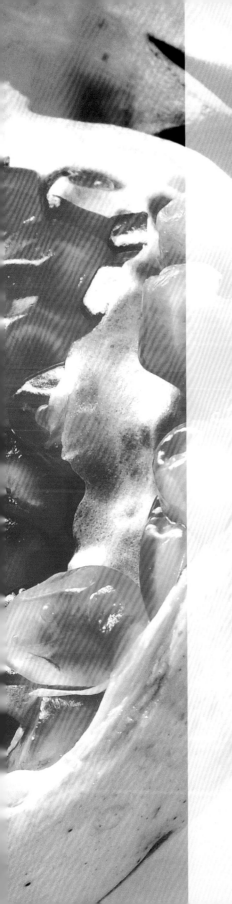

第三章

秋季篇

　　我国大部分地区四季分明，生活在这里的人们，身体状况也随着四季的变化而变化。食疗养生也是如此，要根据季节及人体实际状况，选择合适的食材以调节身体、强身养生。这就是食材与季节变化的关系。

　　空气干燥、植物开始枯黄的秋季，人体同样缺乏滋润，易出现干咳、皮肤干燥等问题，因此，食用具有润肤润肺作用的食物就十分重要。秋季饮食多以清淡为主，煎炸油腻的食物应少吃；而且秋天有大量的水果成熟，它们富含人体所需的多种营养物质，可以滋阴养肺、润燥生津，是秋季饮食养生中的上佳食品。但不同的水果，其食疗功效各有不同，读者在食用时也要根据自己的身体情况有所取舍。

葡萄

补血防癌 · 健脾和胃

葡萄的原产地位于里海、高加索地区，自古埃及起就已广泛种植，而且被酿制成酒，可以说是世界上非常古老的水果之一。

食物成分（100克葡萄）	
热量	43千卡
蛋白质	0.5克
碳水化合物	17克
维生素E	0.7毫克
维生素C	25毫克
铁	0.4毫克
钙	5毫克
磷	13毫克
钾	104毫克
镁	8毫克

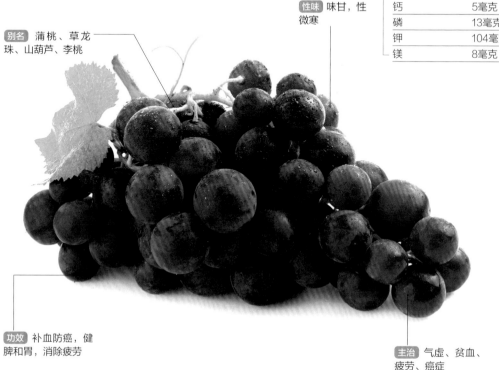

别名 蒲桃、草龙珠、山葫芦、李桃

性味 味甘，性微寒

功效 补血防癌，健脾和胃，消除疲劳

主治 气虚、贫血、疲劳、癌症

功效特征

消除疲劳 葡萄的主要成分是糖，而且几乎都是葡萄糖与果糖。葡萄糖特别容易被身体吸收，而且可以迅速转化为能量，不需要糖类代谢所需的维生素B_1。因此，适量食用葡萄对消除大脑或身体疲劳具有很好的效果。

补铁补血 虽然葡萄中其他营养素的含量较少，但也含有钙、钾等多种矿物质，尤其是葡萄中所含的铁元素，非常适合需要恢复体力的病后、产后者，贫血者及发育中的儿童食用。

健脾胃 葡萄含较多的酒石酸，适当摄取能健脾和胃。因此，葡萄是消化能力较弱者的理想果品，对身体大有益处。常吃葡萄，对神经衰弱者也有一定帮助。

防癌 葡萄中含有的白黎芦醇可以阻止健康的细胞癌变，并能抑制癌细胞扩散；红葡萄酒中白黎芦醇的含量较高。另外，红葡萄中的红色素是一种类黄酮色素，有预防心脑血管疾病的作用。

选购小窍门

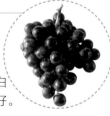

➡ 挑选葡萄时，应选择色泽鲜艳、颗粒均匀且密实的。若葡萄表面上有白霜，则表示其新鲜度很好。

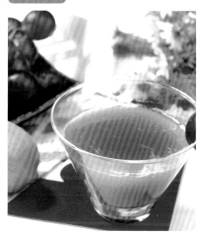

 + + + 梨 ➡ 改善便秘+排毒养颜

葡萄　菜花　柠檬　梨

葡萄菜花梨汁

材料：
葡萄150克，菜花50克，梨半个，柠檬半个，冰块适量。

做法：

❶ 葡萄洗净，去皮、籽；菜花洗净，切小块；梨洗净，去果核，切小块。

❷ 将葡萄、菜花、梨顺序交错地放入榨汁机内榨汁；柠檬取汁备用。

❸ 将榨好的蔬果汁与柠檬汁混匀，加入冰块，搅匀即可。

中医课堂

［主治］	［材料］			［做法］
小便短少、涩痛	葡萄汁15毫升	+ 鲜莲藕汁100克	+ 蜂蜜适量	三者混匀，温开水冲服
呕吐	葡萄汁半杯	+ 姜汁1匙		加入温开水少许，调匀服用
贫血，神经衰弱	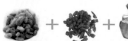葡萄干适量	+ 枸杞子2匙	+ 蜂蜜适量	前二者煮后加蜂蜜服用
尿血	鲜葡萄150克	+ 芒果300克		二者洗净，取果肉榨汁，早晚服用

小食谱

冻葡萄

材料：
葡萄1串，面粉适量，盐少许。

做法：

❶ 用剪刀将葡萄剪下，注意不要弄破皮。

❷ 将葡萄放入不漏水的容器中，加水没过葡萄，放入适量面粉和盐。

❸ 用筷子不停地搅拌，令面粉和盐溶入水中；浸泡20分钟后，将葡萄清洗干净。

❹ 将葡萄沥干水分后装入食盒，放入冰箱冷冻2小时以上即可。

饮食宜忌

宜
- 肾炎、高血压、贫血、水肿患者宜食；
- 适宜神经衰弱、过度疲劳、体倦乏力者食用；
- 儿童、孕妇宜食。

忌
- 葡萄含糖量很高，糖尿病患者应慎食；
- 脾胃虚寒者少食葡萄。

古代名医论

　　李时珍说，葡萄折藤、压枝最易生长。春天生叶，很像栝楼叶而有五尖。生须延藤，长数十丈。三月开小花成穗，为黄白色。果实犹如星编珠聚，七、八月成熟，有紫、白两种颜色。新疆、甘肃、太原等地将葡萄制成葡萄干，贩运到各地。蜀中有绿葡萄，成熟时为绿色。云南产的葡萄大如枣，味道很好。西边还有琐琐葡萄，大如五味子而无核。

橙子

降低血脂 · 止咳化痰

橙子是一种柑果，是柚子与橘子的杂交品种，有很高的食用、药用价值。橙子主要分为甜橙、脐橙、血橙等种类，每个种类又有许多品种。

食物成分（100克橙子）	
热量	47千卡
蛋白质	0.8克
碳水化合物	11克
维生素E	0.56毫克
维生素C	33毫克
维生素P	0.5毫克
钙	20毫克
磷	22毫克
钾	159毫克
镁	14毫克

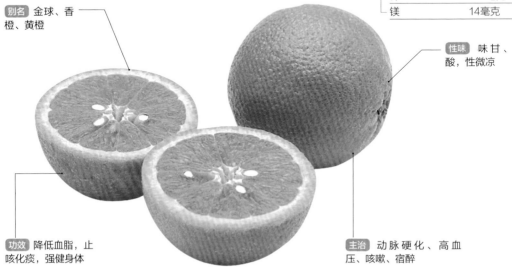

别名 金球、香橙、黄橙

性味 味甘、酸，性微凉

功效 降低血脂，止咳化痰，强健身体

主治 动脉硬化、高血压、咳嗽、宿醉

功效特征

强健身体 橙子含有丰富的维生素C和维生素P，入肝经，善疏肝理气，不仅能增强机体抵抗力，增加毛细血管的弹性，还能将脂溶性有害物质排出体外，是名副其实的保健抗氧化剂，还有醒酒功能。经常食用，有益人体。

抑石降脂 橙子中的维生素C还可抑制胆结石的形成，因此常食橙子可降低胆结石的发病率。橙子所含的果胶能帮助身体尽快排泄脂类及胆固醇，具有降低血脂的作用。

防癌 橙子中的类黄酮物质具有抗炎消炎、强化血管和抑制凝血的作用，与具有较强抗氧化性的类胡萝卜素一样，都可预防多种癌症的发生。

止咳化痰 橙皮中除了含有果肉的成分外，还含有较多的胡萝卜素，有止咳化痰的功效，是辅助治疗感冒咳嗽、食欲不振、胸腹胀痛的良药。橙皮中所含的橙皮挥发油，对慢性支气管炎有辅助治疗作用。

选购小窍门

→ 选购橙子时，可用湿纸巾在橙子表面擦一擦，如果是被染色的橙子，会在纸上留下颜色。

→ 橙子并不是越光滑越好，比如一些进口橙子往往表皮破孔较多，比较粗糙，而经过"美容"的橙子非常光滑，几乎没有破孔。

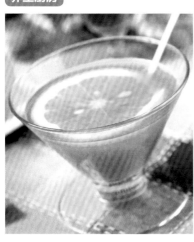

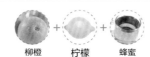
柳橙 ＋ 柠檬 ＋ 蜂蜜 ➡ 预防雀斑+降火解毒

柳橙柠檬蜜汁

材料：

柳橙2个，柠檬1个，蜂蜜适量。

做法：

❶ 柳橙洗净，切半，切一薄片备用，剩余部分用榨汁机榨成汁倒出。

❷ 将柠檬洗净，放入榨汁机中榨成汁。

❸ 将柳橙汁与柠檬汁及蜂蜜混合，拌匀，用柳橙薄片装饰即可。

中医课堂

［主治］	［材料］	［做法］
咽喉炎	 橙子1个	榨汁服用，每天2～3次
咳嗽痰多	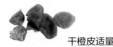 干橙皮适量	煮软食用
消化不良	 橙子1个	洗净，绞汁服用
反胃呕吐	＋　🥛 橙子1个　蜂蜜50毫升	橙子洗净，带皮切开，熬煮成汁后调入蜂蜜即可

小食谱

橙子蒸蛋

材料：

橙子1个，鸡蛋1个，鲜奶100毫升。

做法：

❶ 橙子洗净，自2/3高度处切开，将内部果肉挖出。

❷ 将鸡蛋液倒入鲜奶中，搅拌均匀。

❸ 把搅拌好的鲜奶鸡蛋液倒入橙子里。

❹ 在开口处覆上保鲜膜，用牙签扎数个孔，冷水上锅蒸8分钟即可。

饮食宜忌

宜
- ➡ 一般人群均可食用；
- ➡ 适合胸满胀闷、恶心欲吐者食用；
- ➡ 饮酒过多及宿醉未醒者宜食。

忌
- ➡ 糖尿病患者需忌食；
- ➡ 多食橙子，易伤肝气。

橙子面面观

【出产地】原产自我国南部，南方各省均有种植。

【所属科系】属芸香科植物橙树的果实。

【成熟周期】春季为其花期，10月果实成熟。

【食用部分】果汁、果肉。

【药用部分】果肉：润燥除热，生津止渴，健胃，化痰止咳，醒酒，疏通乳汁，利尿，疏肝理气。果皮：化痰止咳，健脾胃。果核：消肿止痛。

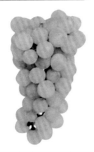

香妃

　　香妃葡萄，味甜多汁是它的主要特点，并且香味宜人，是酿造红酒和制作果汁的主要品种。

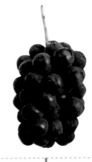

黑珍珠

　　巨峰葡萄和慕斯卡葡萄的杂交品种，虽然味道更接近于慕斯卡葡萄，但是由于无籽，又被人们称为"新黑珍珠"。

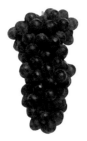

黑峰

　　黑峰葡萄因葡萄粒极小而闻名。果汁和糖分含量非常高，无籽。在蔬菜大棚内种植，一般成熟期在每年的5月，而户外种植成熟则需要等到7~8月。

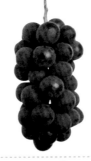

巨峰

　　巨峰葡萄整体颜色近黑色，汁多味美。市场上也出现了无籽的巨峰葡萄，颇受民众喜爱。

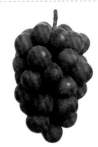

蜜红

　　引人夺目的红色、果实硕大、清爽的甜味是这种葡萄的主要特色。

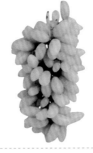

金手指

　　果粒纤长、底部略歪曲是这种葡萄的主要特点。弹性十足，具有上佳口感。

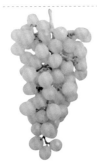

青提

　　果皮很薄，并且无籽。因为果粒很容易脱落，所以经常被包装好后再摆在货架上。

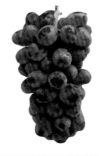

红提

　　即使是冬天，也经常能在店里看到它的身影。果粒很大，但是果汁相对较少，果肉略有些硬。带皮直接食用是它的最大特点。

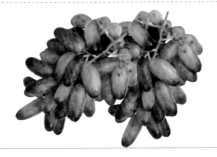

美人指

　　酸甜适中，口感上佳。葡萄底部颜色为较突出的红色，能给人留下深刻的印象。

橙子的代表种类

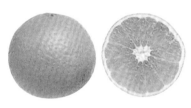

清见

　　橘子和橙子的杂交品种，不仅具有橙子诱人的香味，更具有橘子的甘甜，可以连皮一块吃。

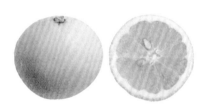

日向夏

　　又称"小夏"，主要特点是汁多，有着清爽的酸味，皮薄。

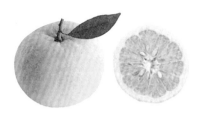

夏橘

　　夏橘一般多用于蜜饯果脯的加工。

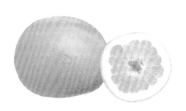

甜柚

　　葡萄柚与柚子的杂交品种，酸味略淡。

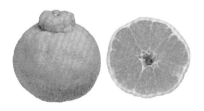

凸柚

　　果实呈橙色，果皮粗糙有弹性。果实硕大、甘甜、柔软且香味浓郁。

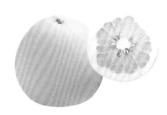

晚白柚

　　它可称得上柑橘类中个头最大的一种。果皮可用来做蜜饯。有清爽的香味，利于储存。

黄金橙

　　黄金橙略苦，但果汁含量丰富。

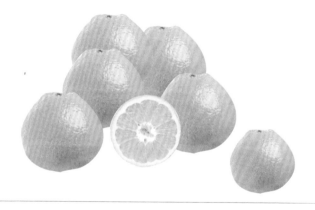

柿子

醒酒利尿 · 抑制病菌

柿子味美且药用价值很高，是一种对身体相当有益的健康水果。

食物成分（100克柿子）

热量	71千卡
蛋白质	0.4克
碳水化合物	18克
维生素E	1.1毫克
维生素C	30毫克
烟酸	0.3毫克
钙	9毫克
磷	23毫克
钾	151毫克
镁	19毫克

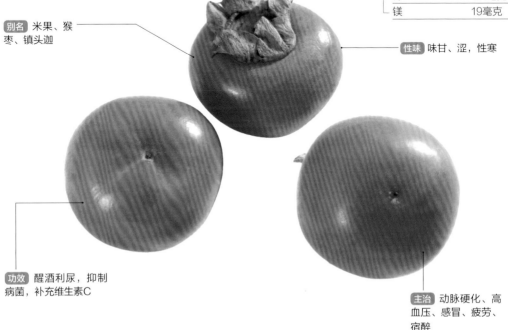

别名 米果、猴枣、镇头迦

性味 味甘、涩，性寒

功效 醒酒利尿，抑制病菌，补充维生素C

主治 动脉硬化、高血压、感冒、疲劳、宿醉

功效特征

提供能量 柿子的主要成分是糖类，富含葡萄糖、果糖、蔗糖，它们都可迅速转化为身体所需要的能量。此外，柿子还含有丰富的维生素C、β-胡萝卜素及多种矿物质等营养素。

醒酒利尿 柿子中的苦涩味物质具有分解酒精的功效，再加上柿子中含有可降血压的丹宁和有利尿作用的钾，喝完酒后吃个柿子，可以帮助醒酒。

补充维生素C 柿子叶被称为"天然的维生素C剂"。食用柿子叶做成的食品，可补充身体因吸烟或喝酒所流失的维生素C。

抑制病菌 柿子叶含的黄酮苷有降低血压、增加冠脉流量的作用。柿子叶中的成分对金黄色葡萄球菌及卡他球菌均有抑制作用。

选购小窍门

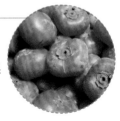

➡ 挑选柿子时应注意，外皮有弹力、带光泽，果蒂鲜嫩者才是佳品。

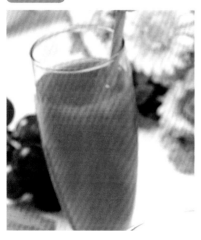

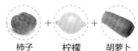

柿子 ＋ 柠檬 ＋ 胡萝卜 ➡ 缓解宿醉+增强体力

柿子胡萝卜汁

材料：

柿子1个，胡萝卜60克，柠檬1个，果糖适量。

做法：

❶ 柿子、胡萝卜洗净，分别去皮，切成小块；柠檬洗净，切片。

❷ 将柿子、胡萝卜、柠檬放入榨汁机中榨汁，再加入果糖搅匀即可。

注：脾胃虚寒、痰湿内盛、腹泻、便秘者均不宜饮用。

中医课堂

［主治］	［材料］	［做法］
糖尿病	 柿子叶适量	洗净后以盐腌渍，每日吃5片
恶心呕吐	 柿饼2个	捣烂如泥，开水冲服，每次9克
反胃吐食	 柿饼3个	连蒂捣烂，以酒送服，忌同时服其他药
肺热咳嗽	柿饼15克或柿霜10克	直接嚼服或以开水冲服

小食谱

柿子冰棍

材料：

柿子2个，酸奶1盒。

做法：

❶ 柿子去皮，洗净，放搅拌机里搅打成柿子酱。

❷ 将柿子酱倒入冰棍模具，装半杯。

❸ 模具内倒入酸奶，装满后放入冰箱冷冻一晚即可。

饮食宜忌

宜
➡ 适宜大便干燥、高血压、动脉硬化患者；
➡ 长期饮酒者宜多食。

忌
➡ 外感风寒、糖尿病、便溏患者忌食；
➡ 胃功能低下者忌食；
➡ 忌空腹吃生柿子；
➡ 柿子应去皮食用，否则易致腹痛。

古代名医论

苏颂说，柿南北都有，种类也很多。红柿各地都有，黄柿产于汴、洛诸州。朱柿出自华山，像红柿而圆小，皮薄可爱，味更甜。

李时珍说，柿，树高叶大，圆而有光泽。四月开小花，为黄白色。结的果实为青绿色，八、九月才成熟。生柿置于器皿中自行变红的，叫烘柿；晒干的叫白柿；用火烤干的叫乌柿；水浸储藏的叫醂柿。

猕猴桃

防癌抗癌 · 美容养颜

猕猴桃的果肉会随着果子的逐渐成熟而变软，还会散发出香气。由于其恰到好处的酸味及甜味，相当受大众的欢迎。

食物成分（100克猕猴桃）

热量	56千卡
蛋白质	0.8克
碳水化合物	14.5克
维生素E	2.4毫克
维生素C	62毫克
叶酸	0.04毫克
钙	27毫克
磷	26毫克
钾	144毫克
镁	12毫克

别名 毛桃、藤梨、苌楚、毛梨、连楚、奇异果

性味 味甘、酸，性寒

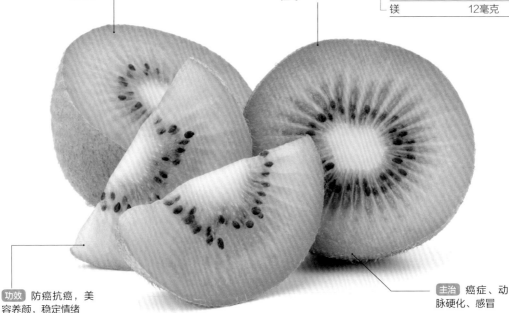

功效 防癌抗癌，美容养颜，稳定情绪

主治 癌症、动脉硬化、感冒

功效特征

强身健体 猕猴桃中的维生素C，不仅可以抗菌、抗压力，还能促进组成皮肤、肌腱和软骨组织的主要成分——骨胶原的形成；其中的叶酸能预防胚胎发育过程中出现的神经管畸形，对胎儿有益；其中的抗氧化物质能够增强人体免疫功能。

防癌抗癌 猕猴桃中含抗细胞突变成分，这种成分对癌细胞突变有抑制作用，在一定程度上能减少肝癌、肺癌、前列腺癌、皮肤癌等多种病变的发生率。

稳定情绪 猕猴桃中含有的血清促进素，对稳定情绪、缓解焦虑有着一定的作用。除此之外，它所含的天然肌醇对促进脑部活动有很好的效果，能帮助改善不良情绪。

美容养颜 猕猴桃中含有大量的维生素C、维生素E等，是一种营养丰富的低脂肪水果，对美白肌肤、减肥有独特的功效，是爱美人士的上佳水果。

选购小窍门

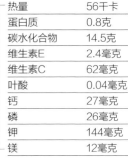

➡ 选购猕猴桃时，应先细致地摸摸果实，然后选择较硬的。若是已经整体变软或局部变软的果实，都不能久放，因此最好不要购买。此外，体形饱满、无疤痕、果肉呈浓绿色或金黄色的果实比较好。

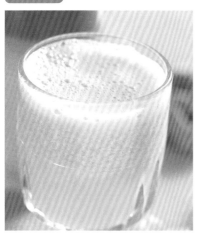

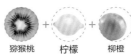

猕猴桃 + 柠檬 + 柳橙　➡ 滋润皮肤+预防过敏

猕猴桃柠檬柳橙汁

材料:

柠檬半个,猕猴桃1个,柳橙1个,冰块少许。

做法:

❶ 柠檬洗净后连皮切成3块,柳橙洗净后去除果皮及种子,猕猴桃削皮后切成2块。

❷ 将柠檬、柳橙和猕猴桃顺序交错地放入榨汁机榨汁,再在果汁中加入少许冰块即可。

中医课堂

[主治]	[材料]	[做法]
消化不良	 猕猴桃干100克	水煎服,早晚分2次服完
水肿	 猕猴桃树根15克	洗净,水煎服
慢性肝炎	猕猴桃120克 ＋ 红枣12颗	二者洗净,水煎服
胃溃疡	猕猴桃树根50克 ＋ 乌药20克	二者洗净,加水煎,饭前服1次

小食谱

猕猴桃干

材料:

猕猴桃1500克。

做法:

❶ 猕猴桃放入水中冲洗一下,用削皮器将果皮去除。

❷ 用水果刀切成稍微厚一些的片。

❸ 放入果干烘干机中,温度定为60℃,烘10小时左右,可根据想要的软硬度来调整时间。

❹ 等猕猴桃干完全凉透后,放入密封罐中即可。

饮食宜忌

宜

➡ 情绪低落者宜食;
➡ 适合常吃烧烤或经常便秘的人食用;
➡ 癌症及高血压、冠心病等心血管疾病患者宜食;
➡ 食欲不振、消化不良者宜食;
➡ 航空、高原、矿井等特种场合工作人员尤其适宜食用。

忌

➡ 脾虚便溏、寒湿痢者忌食;
➡ 痛经、闭经的女性少食;
➡ 风寒感冒、小儿腹泻者不宜食用。

古代名医论

马志说,猕猴桃生长在山谷中。藤缘树而生,叶圆有毛。果实像鸡蛋大,皮为褐色,经霜后甘美可食。皮能用来造纸。

寇宗奭说,猕猴桃的枝条柔弱,高二三丈,多附木而生。果实在十月成熟,为淡绿色,没熟时很酸。果实中有籽,多而细小,色如芥子。

无花果

健胃消积 · 降低血脂

　　无花果原产地位于阿拉伯南部，属于桑科植物。由于花朵细小不易见，因此被称为"无花果"。无花果具有独特的甘甜味，备受人们喜爱。

食物成分（100克无花果）	
热量	65千卡
蛋白质	1.5克
碳水化合物	16克
维生素E	1.8克
维生素C	2毫克
烟酸	0.1毫克
钙	67毫克
磷	18毫克
钾	212毫克
镁	17毫克

别名 天生子、文仙果、蜜果、奶浆果、隐花果、映日果

性味 味甘，性平

功效 健胃消积，缓解便秘，降低血脂，防癌抗癌

主治 便秘、喉咙疼痛、痔疮、黄疸

功效特征

健胃 无花果具有独特的甘甜味，以生吃居多。很久以前，人们就发现它具有促进消化、健胃、辅助治疗痔疮的作用，它的枝与叶都被拿来治病，药食兼用。

缓解便秘 无花果含有丰富的膳食纤维、维生素E、维生素C、钙等营养素。其中，属水溶性膳食纤维的果胶，具有促进肠胃蠕动的功效，可以缓解便秘。除此之外，无花果还有消炎的作用，可辅助治疗机体炎症。

降低血脂 无花果含有的脂肪酶等物质，具有降低血脂的作用，可在一定程度上减少脂肪在血管内的沉积，从而能够预防冠心病。

防癌抗癌 无花果中含有补骨脂素、佛手柑内酯等活性成分和一种芳香物质苯甲醛，它们都具有增强人体抗病能力、防癌抗癌的作用。

选购小窍门

➡ 挑选无花果时，应选择果实颜色为红褐色、头部出现龟裂、触感柔软的。此外，成熟的无花果散发的是甜味，如果闻到的是一种酸酸的气味，表明无花果很可能已经坏掉了。

养生厨房

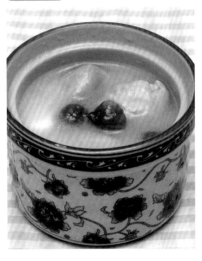

 + + + ➡ 清热化痰+润肺祛燥

无花果　荸荠　黑木耳　红枣

无花果木耳汤

材料：

无花果50克，荸荠100克，猪大肠400克，干黑木耳20克，红枣3颗，盐、花生油、淀粉各适量。

做法：

❶ 无花果、干黑木耳和荸荠洗净，前两者浸泡1小时，荸荠去皮；红枣洗净；猪大肠用花生油、淀粉反复搓揉，去除腥味和黏液，冲洗干净，放入瓦煲中。

❷ 将清水倒入瓦煲内，煮沸后加入无花果、荸荠、猪大肠、黑木耳和红枣，煮沸后改用小火煲3小时，加盐调味即可。

中医课堂

［主治］	［材料］	［做法］
消化不良	无花果10克 + 白糖适量	无花果洗净，切碎炒至半焦，加白糖以沸水冲饮
外痔	鲜无花果叶适量	水煎后趁热熏洗患处，每日2次
小儿吐泻	鲜无花果叶适量	水煎后洗双足足心，每日3次
产后少乳	无花果100克 + 猪蹄500克	二者洗净，加水适量，炖烂，加调料服食

小食谱

桃胶银耳无花果羹

材料：

桃胶7个，百合70克，无花果干6个，银耳1朵，枸杞子20粒，冰糖适量。

做法：

❶ 百合和桃胶洗净后泡发好，银耳洗净后泡发好，撕成小朵，枸杞子、无花果干洗净备用。

❷ 锅中加水烧沸后放入银耳，煮沸后放冰糖，改小火。

❸ 等银耳浓稠后，放入百合、无花果和桃胶。

❹ 煮15分钟左右，放入枸杞子，再煮2分钟即可。

饮食宜忌

宜
- ➡ 一般人群均可食用；
- ➡ 尤其适宜消化不良、食欲不振者；
- ➡ 高脂血症、高血压、动脉硬化者宜食；
- ➡ 适宜癌症及便秘患者食用。

忌
- ➡ 脂肪肝患者、腹泻的人不宜食用；
- ➡ 大便溏薄者不宜生食。

古代名医论

李时珍说，无花果出自扬州及云南，可以折枝插栽而成活。枝叶像枇杷树，三月长叶如花构叶。五月间不开花而结果实。果实出自枝间，像木馒头，里面虚软。无花果采来后用盐渍，压扁，然后晒干可当果品食用。成熟的无花果为紫色，果肉软烂，味甜如柿子而无核。

李子

生津润喉 · 清热祛斑

李子外形美观，饱满圆润，玲珑剔透，口味甘甜，是人们喜食的传统水果之一。它既可鲜食，又可以制成罐头。

食物成分（100克李子）

热量	36千卡
蛋白质	0.7克
碳水化合物	8.7克
维生素E	0.7毫克
维生素C	5毫克
烟酸	0.4毫克
钙	8毫克
磷	11毫克
钾	144毫克
镁	10毫克

别名 麦李、脆李、金沙李、嘉庆子、李实、嘉应子

性味 味甘、酸，性平

功效 清热祛斑，生津，降低血脂

主治 肝硬化腹水、小便不利、糖尿病、咳嗽

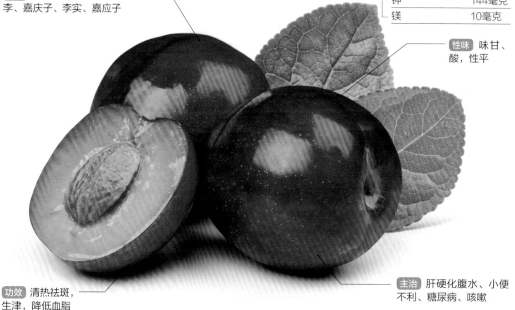

功效特征

健胃通便 李子能促进胃酸和消化酶的分泌，可以促进肠胃的蠕动，适用于胃酸缺乏的人。适量吃李子能促进消化、增进食欲，有助于辅助治疗胃酸缺乏、食后饱胀、大便秘结等症。

清热生津 鲜李子中含有多种氨基酸，有清热、生津止渴、消食开胃、利水消肿的作用，是适合肝硬化腹水、虚烦内热、小便不畅者食用的水果。李子仁还有止咳祛痰的作用。

降低血脂 李子营养丰富，有很好的食疗作用，它含有苦杏仁苷和大量的脂肪油，有降低血脂的功效。

美容祛斑 根据《本草纲目》记载，以李子花和于面脂中，有很好的美容作用，可以"去粉泽黑黯""令人面泽"，对汗斑、黑斑等有很好的疗效。

选购小窍门

→ 选购李子时，用手捏一下，尝一下，如果手感很硬，并且味道生涩，表示太生；若手感略有弹性，味道脆甜，则成熟度刚好；如果手感柔软，味道太甜，则过于成熟，不利于久放。

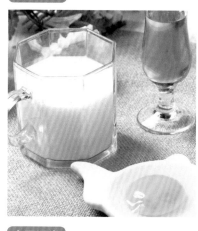

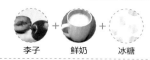
李子　鲜奶　冰糖

➡ 利尿消肿+美容养颜

李子蛋黄奶

材料:

李子2个,蛋黄1个,鲜奶240毫升,冰糖1大匙。

做法:

❶ 李子洗净,去核,切成小块。

❷ 将全部材料放入果汁机内,搅打2分钟即可。

中医课堂

[主治]	[材料]	[做法]
痢疾	 李树皮1把	洗净,水煎服
糖尿病	 鲜李子适量	洗净,捣汁冷服,每次25毫升
肝硬化腹水	 鲜李子4~6个	洗净生吃,每日2次
咳嗽无痰	＋ 鲜李子适量　蜂蜜适量	洗净煎膏,每次15毫升,每日2次

小食谱

李子酸奶雪糕

材料:

李子2个,酸奶200毫升,细砂糖50克,柠檬汁3滴。

做法:

❶ 李子洗净,去核,切块后放进榨汁机。

❷ 榨汁机里加细砂糖、酸奶和柠檬汁后,开始榨汁。

❸ 在雪糕模具里提前放好棍子,将榨好的李子奶昔倒入模具里,放冰箱冷冻4小时以上即可。

饮食宜忌

宜
- ➡ 发热、口渴者宜食;
- ➡ 慢性肝炎、肝硬化患者宜食;
- ➡ 适合嗓子哑或失声者食用;
- ➡ 宜与冰糖炖食,可润喉开音。

忌
- ➡ 忌多食,以免引起胃痛;
- ➡ 忌常吃,以免生痰、损害牙齿;
- ➡ 忌食未熟透的李子;
- ➡ 脾胃虚弱、胃酸过多者慎食。

古代名医论

　　李时珍说,李,绿叶白花,树的存活期很长,有近百个品种。它的果实大的像杯、卵,小的像弹丸、樱桃。它的味道有甘、酸、苦、涩几种。它的颜色有青、绿、紫、朱、黄、赤、缥绮、胭脂、青皮、紫灰多种。它的形状有牛心、马肝、奈李、杏李、水李、离核、合核、无核、匾缝的差异。最早成熟的是麦李、御李,四月成熟。成熟晚的是晚李、冬李,在十月、十一月成熟。还有季春李,冬天开花、春天成熟。

哈密瓜

清热消暑 · 利尿消肿

哈密瓜被人们称为"瓜中之王"，其形态各异，味道多样，有的带奶油味，有的具柠檬香，但都甘甜如蜜、香味袭人，因而备受人们喜爱。

食物成分（100克哈密瓜）	
热量	34千卡
蛋白质	0.5克
碳水化合物	7.9克
维生素C	12毫克
烟酸	0.8毫克
泛酸	0.16毫克
钙	4毫克
磷	19毫克
钾	190毫克
镁	19毫克

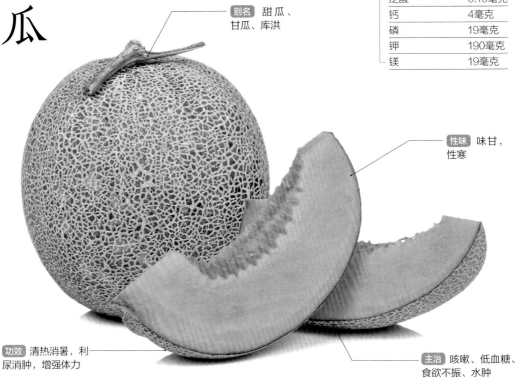

别名 甜瓜、甘瓜、库洪

性味 味甘，性寒

功效 清热消暑，利尿消肿，增强体力

主治 咳嗽、低血糖、食欲不振、水肿

功效特征

增强体力 哈密瓜的主要成分是糖，包括果糖、葡萄糖和蔗糖。人体吸收这些糖的速度很快，食用后即可获得能量，增补体力。

清凉解暑 哈密瓜清凉消暑，解除烦热，是夏季解暑的佳品，可以止渴，增进食欲及消除夏日暑困。

消肿利便 哈密瓜含有具利尿作用的钾，能将多余的水分排出体外；还有清热、消肿、通便、利尿、解渴的作用，多用于发热、水肿、便秘等症。其种子能清痰平喘、润燥清肠。

防病健身 哈密瓜有益人体健康，且有防病健身的功效。成分中所含的胡萝卜素是一种较强的抗氧化物，可预防白内障及肺癌、乳腺癌、子宫颈癌、结肠癌的发生。哈密瓜还能促进人体的造血功能，可以作为贫血患者的食疗补品。

选购小窍门

➡ 选购哈密瓜时，首先看颜色，应选择色泽鲜艳的，因成熟的瓜色泽比较鲜艳；其次闻瓜香，成熟的瓜有瓜香，未熟的瓜则无香味或香味较淡。

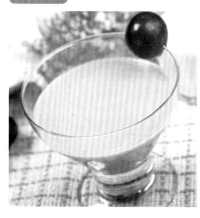

养生厨房

葡萄 + 哈密瓜 + 鲜奶　➡ 益气补血+消除疲劳

哈密葡萄牛奶

材料：

葡萄50克，哈密瓜60克，鲜奶200毫升。

做法：

❶ 将葡萄洗干净，去掉外皮，去籽备用；将哈密瓜洗干净，去皮，去籽，切成小块。

❷ 将所有材料放入果汁机内搅打成汁即可。

秋季篇

中医课堂

〔主治〕	〔材料〕	〔做法〕
牙龈出血	哈密瓜1个	洗净，去外皮，绞汁含服
便秘	哈密瓜1个	去皮后生食
中暑	哈密瓜1个 + 西瓜500克	将二者去皮，绞汁饮用
小便不畅	哈密瓜1个 + 猪瘦肉75克	将瓜和肉洗净，切片，煮汤食用

小食谱

蜜瓜果冻

材料：

哈密瓜300克，吉利丁片6克。

做法：

❶ 哈密瓜去皮、籽，果肉切丁。

❷ 哈密瓜丁放入榨汁机榨汁后，倒入杯中。

❸ 吉利丁片加冷水泡软，隔水加热至溶化，倒入哈密瓜汁中混合。

❹ 将混合果汁倒进模具里，用保鲜膜覆盖好，放冰箱冷冻3小时左右即可。

饮食宜忌

宜

➡ 一般人群均可食用；

➡ 适宜肾病、贫血、胃病患者食用；

➡ 便秘、热性咳病患者宜食。

➡ 宜连同瓜瓤一起吃（瓜瓤中β-胡萝卜素丰富）。

忌

➡ 过量食用哈密瓜易引起腹泻；

➡ 腹胀、脚气病、便溏、黄疸、寒性咳喘患者慎食；

➡ 产后、病后的人不应多食；

➡ 糖尿病患者要慎食。

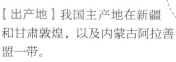

哈密瓜面面观

【出产地】我国主产地在新疆和甘肃敦煌，以及内蒙古阿拉善盟一带。

【所属科系】属葫芦科植物。

【成熟周期】从移栽到成熟结果一般需要80余天。

【种植时间】大棚种植一般在3月中下旬。

【食用部分】果实。

【药用部分】瓜皮：治咳嗽。种子：清热消痰，润肠。果肉：利尿，清暑解渴，解酒，止血。

山楂

健胃消食 · 活血化瘀

山楂又名"山里红"，是山楂树的果实。山楂在欧洲也是传统用药，但药用部分包括叶、花、果实、种子，与我国多只用果实入药的情况不同。

食物成分（100克山楂）	
热量	95千卡
蛋白质	0.5克
碳水化合物	25克
维生素C	53毫克
维生素E	7.3毫克
烟酸	0.4毫克
钙	52毫克
磷	24毫克
钾	299毫克
镁	19毫克

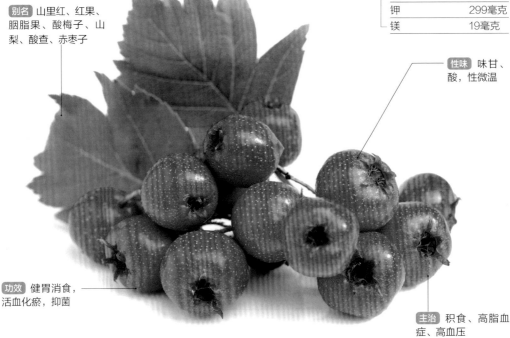

别名 山里红、红果、胭脂果、酸梅子、山梨、酸查、赤枣子

性味 味甘、酸，性微温

功效 健胃消食，活血化瘀，抑菌

主治 积食、高脂血症、高血压

功效特征

活血化瘀 山楂营养丰富，其所含的三萜类和黄酮成分，有软化血管、降血脂、减肥、降血压的功能。其所含的解脂酶、鞣酸也有降血清胆固醇的作用，能缓解动脉粥样硬化，活血化瘀。此外，黄酮化合物还有扩张气管、祛痰平喘的疗效。

抑制病菌 山楂中果胶含量非常丰富，具有促进肠胃蠕动的作用；山楂还能抗菌，对腹泻有很好的辅助疗效；其有效成分对痢疾杆菌、大肠杆菌、绿脓杆菌均有抑制作用。

消食健胃 山楂含山楂酸等多种有机酸，并含解脂酶，食用后可以促进胃酸分泌，加快肉食消化；且有助于胆固醇转化，适量食用，消油腻肉食、破血散瘀、消肿散结、扩张血管的作用很好。

选购小窍门

➡ 挑选山楂时，不同品种的山楂均以肉厚籽少、酸甜适度为好；同一品种的以果大而均匀、色泽深红鲜艳、无虫蛀、无伤疤者为佳。

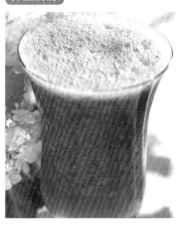

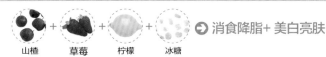

山楂　草莓　柠檬　冰糖　➡ 消食降脂+ 美白亮肤

山楂柠檬草莓汁

材料:

山楂50克，草莓40克，柠檬1/3个，冰糖、冷开水各适量。

做法:

① 将山楂洗净，装入纱布袋中，入锅，加水，用大火煮沸，再转小火煮30分钟，放凉。

② 把草莓、柠檬洗净后，与冷开水一起放入果汁机内打成汁，再将山楂液倒入，加入冰糖调味即可。

中医课堂

[主治]	[材料]	[做法]
轻度食物中毒	山楂100克	洗净，加水煎汁服，分2次服
高血压	山楂100克 + 荷叶50克	将山楂、荷叶洗净，水煎代茶饮
高脂血症	山楂100克 + 白糖适量	山楂洗净，加水煮成1碗，去渣加白糖
肥胖	山楂50克 + 草莓50克	二者洗净，榨汁饮用

小食谱

山楂桂花糕

材料:

山楂300克，柠檬汁5毫升，冰糖50克，麦芽糖40克，桂花3克。

做法:

① 山楂洗净，去籽切块后倒入破壁机，加柠檬汁、清水，打成山楂泥。

② 锅中放入冰糖，倒入山楂泥、麦芽糖，小火翻炒至浓稠。

③ 山楂泥倒入模具中，放冰箱冷藏2小时后取出。

④ 切成小块，撒上桂花即可。

饮食宜忌

宜
- ➡ 一般人群均可食用；
- ➡ 适宜心血管疾病、癌症患者食用；
- ➡ 肠炎及消化不良者宜多食。

忌
- ➡ 孕妇慎食；
- ➡ 胃酸分泌过多者、病后体虚及牙病患者不宜食用；
- ➡ 换牙期的儿童慎食山楂，否则易损伤牙齿。

古代名医论

　　李时珍说，赤爪、棠、山楂是一种植物。古方中很少用山楂，所以《新修本草》虽载有赤爪，后人不知那就是山楂。从朱丹溪开始著山楂的功效后，山楂才成为重要的药物。

　　山楂有两种，都生长在山中。一种小的，人们叫它棠子、茅楂、猴楂，可以入药。它的核像牵牛子，黑色，很坚硬。另一种大的，山里人称作羊子。树高丈余，花叶都与小的相同，但果实稍大而颜色为黄绿色，皮涩肉虚，这与小的不同。初时味特别酸涩，经霜后才可以吃。

石榴

抑菌收敛 · 降糖降脂

石榴原产于西域，汉朝时期传入我国。石榴籽红润晶莹如宝石，味道酸甜，令人回味无穷。石榴全身是宝，果皮、花、汁皆可入药。

食物成分（100克石榴）

热量	63千卡
蛋白质	1.4克
碳水化合物	18克
维生素C	9毫克
维生素E	4.9毫克
烟酸	0.2毫克
钙	9毫克
磷	71毫克
钾	231毫克
镁	16毫克

别名 安石榴、若榴、丹若、金罂、金庞、涂林

性味 味甘、酸，性温

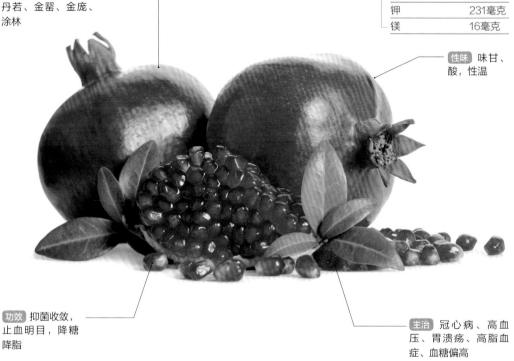

功效 抑菌收敛，止血明目，降糖降脂

主治 冠心病、高血压、胃溃疡、高脂血症、血糖偏高

功效特征

抑菌收敛 石榴果皮含有苹果酸、鞣酸、生物碱等成分，具有显著的抑菌和收敛作用，能减少肠道分泌物，有效缓解腹泻、痢疾等病症。石榴水煎剂在体外对金黄色葡萄球菌、痢疾杆菌、变形杆菌及白喉杆菌有抑制作用。石榴皮煎剂可抑制流感病毒。

止血明目 石榴花也具有很好的药效，如果晒干研末，可用于止血。石榴花泡水后洗眼，还有明目的功效。

降糖降脂 石榴汁含有多种氨基酸和微量元素，能促进消化，可以抗胃溃疡，软化血管，降血脂，降糖，还可降低胆固醇；同时也可防治冠心病、高血压，还具有健胃、增进食欲的功效。

选购小窍门

➡ 挑选石榴时，首先，看外皮是否有光泽，颜色比较亮的石榴比较新鲜；其次，掂重量，大小差不多的石榴，比较重的就是熟透了的，水分就会多；再次，表皮饱满的比较好，若表皮松弛，就表示不新鲜了。

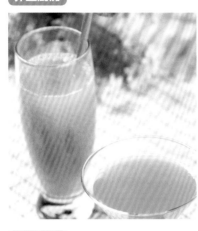

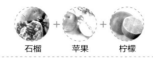

石榴　苹果　柠檬

➲ 调理肠胃+缓解便秘

石榴苹果汁

材料：

苹果1个，石榴1个，柠檬1个，冰块适量。

做法：

❶ 石榴去皮，取出果实；苹果洗净，去核，切块。

❷ 将苹果、石榴顺序交错地放进榨汁机，再加入洗净并切块的柠檬一同榨汁，加入冰块即可。

秋季篇

中医课堂

[主治]	[材料]	[做法]
久咳不愈	 未熟鲜石榴1个	取籽，去核，晚间睡前嚼食
大便脓血	 鲜青皮石榴1个	洗净，切块，捣烂，绞汁服用
肾虚白带	 石榴皮40克	洗净，水煎代茶饮服
鼻出血	石榴花或石榴嫩叶适量	搓成小团，塞入鼻孔，每日操作数次

小食谱

石榴气泡酒

材料：

石榴2个，柠檬2个，树莓100克，糖浆75毫升，香槟酒适量，薄荷叶几片。

做法：

❶ 石榴取籽，半个石榴的籽撒入冰格，加水冻成冰块；剩下的石榴籽榨汁。

❷ 柠檬洗净，1个切片，1个去皮。

❸ 去皮的柠檬榨汁，与石榴汁和糖浆混合好备用；树莓、薄荷叶洗净备用。

❹ 大玻璃壶中放石榴冰块、柠檬片、树莓和薄荷叶。

❺ 倒入香槟酒和石榴混合汁拌匀即可。

饮食宜忌

宜
➲ 一般人群均可食用；
➲ 适宜口干舌燥、腹泻者；
➲ 扁桃体发炎者宜食。

忌
➲ 忌多食，以免伤肺损齿；
➲ 感冒、大便秘结者慎食；
➲ 急性盆腔炎、尿道炎患者慎食；
➲ 实热积滞者慎食。

古代名医论

　　苏颂说，安石榴本来生于西域，现在到处都有种植。石榴树不太高大，树枝附于主干上，出地后便分离成丛。它很容易繁殖成活，只需折其枝条埋在土中就能生长。石榴花有黄、红两种颜色。果实有甜、酸两种，甜的可以食用，酸的入药用。

　　李时珍说，石榴五月开花，单叶的结果，千叶的不结果，即使结果也没有籽。

柚子

降压降脂 · 增强体质

柚子味道清香、酸甜，略带苦味，含有丰富的营养素，是医学界公认的食疗效果较佳的水果。

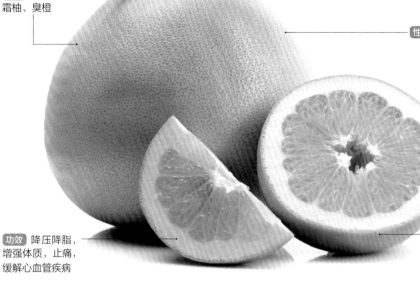

别名 文旦、香抛、霜柚、臭橙

性味 味甘、酸，性寒

功效 降压降脂，增强体质，止痛，缓解心血管疾病

主治 高血压、糖尿病、血管硬化、咳嗽、消化不良

功效特征

降压降脂 柚子的果肉中含有非常丰富的维生素C及类胰岛素样物质等成分，具有降低血液中胆固醇、降血糖、降血脂、减肥、养颜等功效。经常食用，对高血压、糖尿病、血管硬化等疾病都有辅助治疗作用。

增强体质 柚子还具有增强体质的功效，它能帮助身体吸收更多的钙及铁。而且柚子所含的天然叶酸，可以预防贫血的发生，并促进胎儿发育，因此特别适合孕妇食用。

止痛 常食柚子能促进伤口愈合，对败血症等有良好的辅助治疗效果。柚子煎水洗浴可以促进皮肤内的血液循环，对神经痛及风湿痛均有帮助。

缓解心血管疾病 柚子所含的柚皮苷可抑制二磷酸腺苷酸转变三磷酸腺苷酸，从而阻止毛细血管前括约肌的松弛；其作用是降低血小板的凝集性、增强血液循环等，对心血管疾病者有一定的帮助。

选购小窍门

➡ 选购柚子时，首先可以闻一下，熟透了的柚子，气味芳香；其次，按压果实外皮，若果皮下陷，没有弹性，则质量较差。最好选择上尖下宽的标准型，表皮须薄而光润，并且色泽呈淡绿或淡黄色。

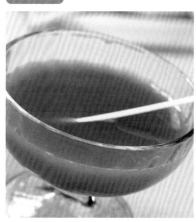

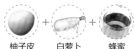

柚子皮 ＋ 白萝卜 ＋ 蜂蜜

➜ 美容养颜+健脾开胃

柚子萝卜蜜

材料：

柚子皮1/4个，白萝卜100克，蜂蜜2大匙。

做法：

❶ 将柚子皮洗净，绿色部分切成细丝。

❷ 将白萝卜洗干净，削掉外皮，磨成细泥，用纱布沥汁。

❸ 将所有材料倒入果汁机内，加240毫升冷开水搅打2分钟即可。

中医课堂

［主治］	［材料］	［做法］
冻疮	 柚子皮适量	水煮10分钟，取汁浸泡冻疮处
中耳炎	鲜柚叶适量	捣烂取汁，滴入耳内
消化不良，嗳气	 柚子肉60克	一次吃完，每天3次
小儿发热	 柚子核10克　＋　冬瓜皮30克	二者洗净，一起煎水，频饮即可

小食谱

柚子糖

材料：

柚子皮50克，冰糖100克。

做法：

❶ 柚子皮洗净，绿色部分切丝。

❷ 将柚子皮倒入200毫升清水中，浸泡3小时，捞出备用。

❸ 锅内加500毫升水，放冰糖和泡好的柚子皮。

❹ 大火煮沸，转小火熬至浓稠后盛出，晾凉后切块即可。

饮食宜忌

宜
➜ 一般人群均可食用；
➜ 痰多气喘、咳嗽者宜食；
➜ 胃病、心血管疾病、肾病患者宜食。

忌
➜ 脾虚便溏者应慎食；
➜ 服药期间，需忌食柚子。

柚子面面观

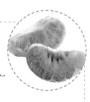

【出产地】我国主要产自福建、广东等南方地区。

【所属科系】属芸香科植物的果实。

【成熟周期】4月中旬为其花期，5月中旬到6月中旬为其收获期。

【食用部分】果肉。

【药用部分】柚根：理气止痛，散风寒，消积，解毒。柚皮：宽中理气，消食，化痰，止咳平喘。柚花：行气，化痰，止痛。果实：消食，醒酒，生津止渴，和胃降逆，下气化痰。柚叶：行气止痛，解毒消肿。

松子

润肠通便 · 美容养颜

唐代的《海药本草》中记载"海松子温胃肠，久服轻身，延年益寿"。现在，人们将松子称为"长寿果"，并誉其为"坚果中的鲜品"。

食物成分（100克松子）	
热量	665千卡
蛋白质	12.6克
碳水化合物	19克
维生素E	34毫克
烟酸	3.8毫克
钙	3毫克
磷	620毫克
钾	184毫克
镁	567毫克
锌	9毫克

别名 海松子、新罗松子、罗松子、红松果

性味 味甘，性温

功效 降脂壮骨，健脑，润肠通便，美容养颜

主治 心血管疾病、肠燥便结、早衰

功效特征

降脂壮骨 松子中含有丰富的不饱和脂肪酸，具有降低血脂、软化血管、预防心血管疾病的作用。松子中还含有大量的矿物质，可以为人体提供丰富的营养素，能够强筋健骨、消除疲劳，最适合老年人食用。

健脑 松子中所含的脂肪酸可增强脑细胞代谢，谷氨酸的含量也很高，能增强记忆力。此外，松子中所含的磷和锌等元素，有益于脑细胞和神经细胞，是学生和脑力工作者的健脑佳品，同时也可预防老年痴呆症。

润肠通便 松子具有润燥滑肠的功效，非常适合体虚便秘者食用，而且松子的通便作用缓和，对年老体弱、产后、病后便秘者来说尤为适用。

美容养颜 松子富含维生素E，可以有效软化血管、延缓衰老，不仅对老年人的健康有很大帮助，还是女士美容养颜的理想食物。

选购、储藏小窍门

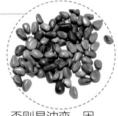

- 选购松子时，应挑选颜色红亮，个头均匀、较大，果仁饱满，开口较好的。

- 松子怕高温，也怕受潮，否则易油变，因此可以将松子放在密闭的容器中，内加袋装的食用干燥剂，再置于冰箱中冷藏。

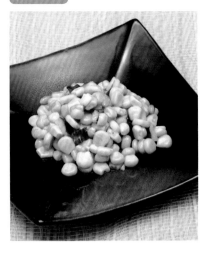

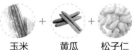

玉米 + 黄瓜 + 松子仁

→ 益气血+健脾胃

松仁玉米

材料：

玉米粒200克，黄瓜30克，松子仁、盐、食用油各适量。

做法：

① 将黄瓜洗净，切成粒状；玉米粒、松子仁洗净备用。

② 锅上火烧热，下入松子仁爆香后盛出。不可在锅内炒制太久。

③ 原锅上火，加油烧热，下黄瓜稍炒后，下入玉米粒，翻炒均匀，加入爆香的松子仁和盐，拌匀即可。

中医课堂

［主治］	［材料］	［做法］
冻疮	松子仁30克 + 菜籽油适量	松子仁捣烂，加菜籽油调成糊状，敷患处
痔疮出血	松子仁适量	每日嚼食松子仁3次，每次5克
咳嗽咽干	松子仁30克 + 核桃仁60克	研末，开水冲服
肠燥便结	松子仁50克 + 粳米100g	煮粥，可稍加盐调味

饮食宜忌

宜
→ 一般人群均可食用；
→ 尤其适宜中老年体质虚弱、久咳无痰者；
→ 便秘、慢性支气管炎、心血管疾病者宜食。

忌
→ 痰多、便溏、滑精、腹泻者应忌食；
→ 松子油脂丰富，胆囊功能严重不良者需慎食。

小食谱

桃胶南瓜松子羹

材料：

南瓜200克，桃胶10克，松子仁适量。

做法：

① 桃胶用水浸泡一夜至无硬心，冲洗干净。

② 南瓜去皮，去瓤，切片，上锅蒸至软烂。

③ 桃胶、南瓜倒入料理机，加一碗水，打成糊状。

④ 桃胶南瓜糊倒入锅里，加适量水煮至沸腾后，以小火焖煮5分钟至浓稠。

⑤ 放入松子仁再煮2分钟即可。

古代名医论

　　李时珍说，海松子出自辽东及云南，其树与中原松树相同，只是五叶一丛，球内结子，大如巴豆而有三棱，一头尖。久存也有油。中原松子大如柏子，也可以入药，但不能当果食用。

花生

护肝益智 · 延缓衰老

花生属于豆科一年生植物，也被称为"落花生"或"南京豆"。花生是全世界公认的植物性高营养食品，被称为"绿色牛乳"，营养价值极高，深受人们的喜爱。

食物成分（100克花生）	
热量	313千卡
蛋白质	12克
碳水化合物	13克
维生素C	14毫克
维生素E	2.9毫克
维生素B_1	0.85毫克
维生素B_6	0.46毫克
钙	8毫克
磷	250毫克
钾	390毫克

别名 落花生、落花参、番豆、长生果、地果、番果、地豆、成寿果、南京豆

性味 味甘，性平

功效 补充营养，促进血液循环，护肝益智，延缓衰老

主治 动脉硬化、高血压、体弱、记忆力减退

功效特征

补充营养 花生的主要成分为脂肪，富含有助于肝功能健康的氨基酸，且含有维生素B_1、维生素E等，是一种健康食品。

促进血液循环 花生的脂肪中含丰富的亚油酸（不饱和脂肪酸），能降低胆固醇，预防高血压和动脉硬化，也可促进血液循环，改善手脚冰冷、冻伤等。

护肝益智 花生中含有属于B族维生素的可抗脂肪的胆碱，还含有能防止过氧化脂肪增加的皂草苷及可预防老年痴呆症的卵磷脂。花生是一种能护肝、增强记忆力的优良食品。

延缓衰老 花生中含有丰富的维生素E，能延缓衰老，并且可以防止亚油酸发生氧化，利于人体激素发挥正常功能。

选购小窍门

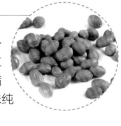

➔ 选购花生时，应选择外壳为土黄或白色、果仁颜色为白浅红色、饱满均匀，无疤痕，且香味纯正、无任何异味的。

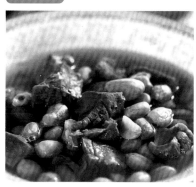

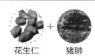

花生仁 ＋ 猪肺

➲ 润肺止咳+补益气血

猪肺花生汤

材料：

猪肺1个，花生仁100克，黄酒2匙，盐适量。

做法：

❶ 猪肺洗净，切块，同花生仁共入锅内，加水，以小火炖1小时。

❷ 去浮沫，加入盐、黄酒，再炖1小时即可。

中医课堂

［主治］	［材料］	［做法］
胃酸过多	 花生适量	每日3次，每次20～30粒
产后乳汁少	 花生90克 ＋ 猪蹄1只	洗净后共炖食
高血压	 花生适量 ＋ 醋适量	花生用醋浸泡7天，早晚各吃10粒
出血过多	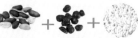 花生适量 ＋ 红枣适量 ＋ 糯米适量	三者洗净，共煮粥食

小食谱

糖霜花生

材料：

花生150克，白糖70克，淀粉5克。

做法：

❶ 花生去壳，小火炒熟。

❷ 锅中放白糖、适量水，以中小火熬制糖浆。

❸ 糖浆熬好后倒入炒好的花生仁，翻炒至裹满糖浆。

❹ 淀粉过筛后撒入锅中。

❺ 翻炒均匀即可。

饮食宜忌

宜

➲ 一般人均可食用；

➲ 尤其适宜高血压、高脂血症、冠心病患者；

➲ 营养不良、食欲不振、咳嗽患者宜食；

➲ 儿童、青少年、老年人、产后乳汁缺少者宜多食。

忌

➲ 胆病患者不宜食用；

➲ 脑血栓患者不宜食用；

➲ 腹泻者不宜食用；

➲ 忌食霉变的花生。

花生面面观

【出产地】原产自南美洲地区。

【所属科系】属豆科草本植物。

【成熟周期】播种到开花需要1个月，花期为2个月。

【种植时间】4月底至5月上旬。

【食用部分】花生仁。

【药用部分】花生衣：止血，散瘀，消肿。花生叶：镇定催眠。花生仁：治营养不良、脾胃失调、咳嗽痰喘、乳汁缺少等。

黑木耳

温肺止血 · 补气清肠

黑木耳味道鲜美，营养丰富，而且能养血驻颜，强健身体。现代营养学家把黑木耳称为"素中之荤"，称赞其营养价值可媲美肉类食物。

别名 木耳、云耳、桑耳、松耳、中国黑真菌

食物成分（100克黑木耳）	
热量	205千卡
蛋白质	12克
碳水化合物	65克
维生素C	2毫克
维生素E	11毫克
钙	247毫克
磷	292毫克
钾	757毫克
镁	152毫克
铁	97毫克

性味 味甘，性平

功效 补气血，润肺，止血

主治 动脉硬化、便秘、贫血、癌症

功效特征

补血 黑木耳中铁的含量较丰富，常吃能补血养颜，令人肌肤红润，并可预防缺铁性贫血。

清肠胃 黑木耳最特别的作用是可以把残留在人体内的灰尘、杂质吸附起来排出体外，从而清理肠胃。这是因为黑木耳中含有一种特殊的胶质，能辅助清除胆结石、肾结石等体内异物。

促消化 黑木耳还可以促进纤维类物质的分解，对无意中吃下的谷壳、木渣等不易消化的物质有溶解与促消化作用。

养胃止血 黑木耳有和血养胃、润肺养阴、止血等作用，适用于血痢、崩中漏下、痔疮出血、便秘等症。黑木耳也有防癌抗癌、增强机体免疫力的功效。

选购小窍门

➜ 经常食用的黑木耳有两种：一种腹面平滑、色黑、背面多呈灰色或灰褐色，叫毛木耳；另一种两面光滑、黑褐色、半透明的叫光木耳，也称云耳、黑木耳。毛木耳朵大、质地粗韧、口感稍差；黑木耳则质软味鲜、滑润清爽。优质的黑木耳乌黑光滑，背面呈灰白色，片大均匀，体轻干燥，半透明，胀性好，无杂质，有清香气味。

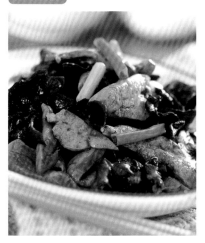

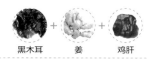

黑木耳　姜　鸡肝

➡ 养肝明目+补益气血

黑木耳炒鸡肝

材料：

鸡肝150克，黑木耳80克，姜丝、黄酒、盐、葱段、食用油各适量。

做法：

❶ 将鸡肝洗净，切片；黑木耳用冷水泡发，洗净，切成丝。

❷ 旺火起锅下油，先放姜丝爆香，再放鸡肝片炒匀，随后放黑木耳丝、黄酒和盐，翻炒均匀。

❸ 加少许水，盖上锅盖稍焖片刻，放葱段翻炒均匀即可。

中医课堂

［主治］	［材料］	［做法］
痔疮	黑木耳30克	洗净加水，小火煮成羹，服食
面部斑疹	黑木耳30克　＋　红枣适量	二者洗净，加水煮熟，早晚餐后服用
久咳	黑木耳20克　＋　 冰糖20克	黑木耳洗净，二者加水炖服
产后气喘	黑木耳20克　＋　 红枣适量　＋　姜5克	将三者洗净，加水煎，饮汤吃黑木耳及红枣

小食谱

凉拌木耳

材料：

黑木耳30克，葱、彩椒、香菜、姜各适量，生抽5毫升，醋3毫升，香油2毫升，白糖3克，盐3克。

做法：

❶ 黑木耳放入冷水泡发1~2小时。

❷ 葱洗净切圈，彩椒洗净切丝，香菜洗净切段，姜去皮切末。

❸ 将泡发并洗好的黑木耳放入碗中，倒入沸水烫半分钟，滤水后倒入葱、香菜、彩椒和姜。

❹ 加入生抽、醋、香油、白糖和盐，搅拌均匀即可。

饮食宜忌

宜
➡ 适宜心脑血管疾病、结石症患者食用；
➡ 缺铁人士、矿工和冶金工人、纺织工及理发师宜多食。

忌
➡ 虚寒便溏者慎服；
➡ 避免食用生黑木耳，因其所含的卟啉进入人体后，经阳光照射易引发植物日光性皮炎。

古代名医论

苏恭说，桑、槐、楮、榆、柳，这五种树木上生的木耳，软的都能食用。人们常吃的是楮耳。槐耳可以治疗痔疮。煮浆粥倒在各种木上，用草盖好，即生黑木耳。

李时珍说，各种树木都能长黑木耳。它的良、毒也由木性决定，这一点不能不知道。然而现在市场上出售的黑木耳，多为杂木所生。

金针菜

健脑防癌 · 降脂养颜

金针菜，学名萱草，又名"安神菜""忘忧草"等，是我国特有的植物。金针菜根肉肥厚，杆茎亭亭玉立。我国种植金针菜历史悠久，春秋时期《诗经》便有记载。

别名 黄花菜、黄花草、七星菜、安神菜

食物成分（100克金针菜）

热量	199千卡
蛋白质	19克
碳水化合物	35克
维生素C	10毫克
维生素E	4.9毫克
铁	8毫克
钙	301毫克
磷	216毫克
钾	610毫克
镁	85毫克

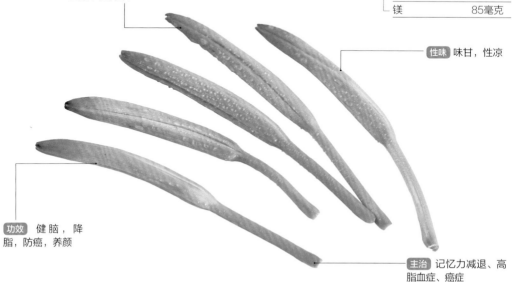

性味 味甘，性凉

功效 健脑，降脂，防癌，养颜

主治 记忆力减退、高脂血症、癌症

功效特征

补充营养 据现代科学分析，金针菜含有大量营养物质，其中蛋白质、钙、铁的含量在蔬菜中名列前茅，营养十分丰富。

健脑 金针菜含有丰富的卵磷脂，有很好的健脑和抗衰老功效，对注意力不集中、记忆力减退、脑动脉阻塞等症状有一定疗效。

降脂 金针菜还能显著降低血清胆固醇的含量，因此有利于高血压患者的康复，是高脂血症的保健蔬菜。

防癌 金针菜还含有能抑制癌细胞生长的有效成分，丰富的粗纤维能促进大便的排泄，二者合用，具有预防大肠癌的功效。

养颜 金针菜还能滋润皮肤，增强皮肤的弹性，使皮肤细嫩饱满、润滑柔软，减轻色斑，很适合女性食用。

选购、储藏小窍门

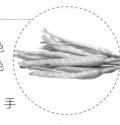

- 质量较好的金针菜颜色呈金黄色或棕黄色，色泽较均匀，新鲜无杂，外形紧长，粗细均匀，手感柔软而富有弹性。

- 新鲜金针菜的保存时间较短，变成干金针菜则能储存较长时间。因干金针菜有很强的吸湿性，易受潮变质，为防止霉变，应在密闭容器中保存，可用双层塑料袋装好后挤出空气，密封袋口后放置在通风、干燥处保存。

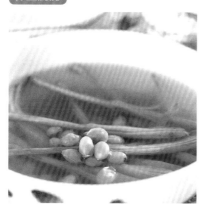

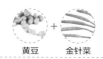

黄豆　金针菜　→ 清热解毒+补中益气

黄豆金针菜

材料：

黄豆50克，金针菜25克。

做法：

❶ 将黄豆洗净后，浸泡一昼夜；金针菜洗净。

❷ 黄豆、金针菜放锅中，加适量水共煮至熟即可。

注：每日服用1剂，分3次服完，连服3天。

中医课堂

［主治］	［材料］	［做法］
乳痈肿痛，疮毒	 金针菜根适量	捣碎，敷患处
小便不利，水肿	 金针菜根20克	洗净后水煎服
胃出血	 鲜金针菜75克	洗净后蒸熟捣成泥，以温水冲服
声音嘶哑	鲜金针菜40克 + 蜂蜜40毫升	加水煮熟，再加蜂蜜调匀，嚼食

小食谱

浇汁金针菜

材料：

金针菜200克，猪瘦肉50克，红辣椒、蒜各少许，生抽、盐、食用油各适量。

做法：

❶ 金针菜洗净备用。

❷ 红辣椒、蒜、猪瘦肉分别洗净后切末。

❸ 金针菜余烫几分钟至熟透，摆盘。

❹ 油锅烧热，放蒜末炒香，放红辣椒末和猪肉末，炒至肉末变色，加少许水，调入生抽和盐，翻炒均匀。

❺ 将炒好的肉末和汤汁一起淋在金针菜上即可。

饮食宜忌

宜
- → 一般人群均可食用；
- → 尤其适合孕妇、中老年人、过度劳累者食用。

忌
- → 金针菜含粗纤维较多，患肠胃病的人应慎食；
- → 金针菜忌生食，它含有秋水仙碱，可导致人体中毒，甚至危及生命。因此，金针菜必须或煮或炒或烫，待熟后再食用。

金针菜面面观

【出产地】我国原产地在湖南省祁东县。

【所属科系】属百合科草本植物。

【生长周期】有效生长期一般为8~10年。

【种植时间】阳历和阴历的12月是移植的最佳时间。

【食用部分】金针菜（花蕾）。

【药用部分】金针根：治肝炎、全身水肿、小便赤涩、乳痈肿痛、月经不调等。金针菜：治失眠、声音嘶哑、胸胁痛、小便短赤、黄疸、痔疮出血等。

扁豆

增强免疫 · 抑制癌症

扁豆原产于中南美地区。白扁豆的族群有虎豆、花扁豆、金时豆、白花豆、紫花豆、大手豆等。

食物成分（100克扁豆）	
热量	37千卡
蛋白质	2.7克
碳水化合物	8.2克
维生素C	13毫克
维生素E	0.2毫克
烟酸	2.5毫克
钙	38毫克
磷	54毫克
钾	178毫克
镁	34毫克

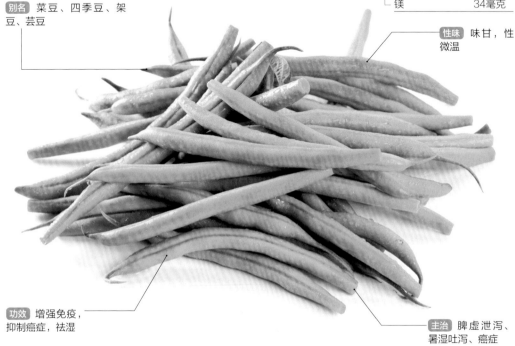

别名 菜豆、四季豆、架豆、芸豆

性味 味甘，性微温

功效 增强免疫，抑制癌症，祛湿

主治 脾虚泄泻、暑湿吐泻、癌症

功效特征

增强免疫 扁豆的主要成分是碳水化合物和蛋白质，它的种皮上还含有丰富的膳食纤维，具有促肠蠕动、缓解便秘的功效。此外，它还含有丰富的B族维生素、维生素C及钙等其他营养素，能增强机体免疫力。

抑制癌症 扁豆中含有一种蛋白质类物质——血细胞凝集素，这种物质可以促进脱氧核糖核酸和核糖核酸的合成，能激活癌症患者的淋巴细胞，可以起到一定的抑制癌症的作用。

祛湿 对体倦乏力、暑湿内盛、脾胃不和、妇女脾虚带下等症也有一定的食疗效果。

选购小窍门

➜ 挑选扁豆时，要选厚实、豆大、硬实的，并且掰开时横断面可见荚果壁充实，豆粒与荚壁间没有空隙，撕扯两边筋丝很少，这样的扁豆口感较好。

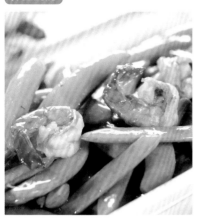

扁豆　虾　　➡ 补中益气+强健筋骨

扁豆炒虾

材料：

扁豆300克，虾10只，朝天椒10只，葱、蒜、生抽、花生油各适量。

做法：

❶ 虾洗净，去肠泥，去头，开边，吸干水分。

❷ 朝天椒、葱和蒜洗净后剁成末；扁豆洗净，切段。

❸ 锅烧热，下花生油，倒入朝天椒、葱、蒜末爆香，放虾和扁豆，快速煸炒至八成熟。

❹ 下生抽炒匀，待材料熟透后盛盘即可。

中医课堂

［主治］	［材料］	［做法］
呕吐	扁豆50克	晒干研末，每次10克，米汤送服
中暑	扁豆50克 ＋ 大米100克 ＋ 冰糖适量	扁豆与大米同煮成粥，加冰糖调味即可
百日咳	扁豆10克 ＋ 红枣10颗	将二者洗净，加水炖服，连服3~4日
小便不利	扁豆30克 ＋ 香薷15克	二者洗净，加水煎汤，分2次服

小食谱

干煸豆角

材料：

扁豆适量，干红辣椒适量，盐1小勺，鸡精、食用油各适量。

做法：

❶ 扁豆处理干净，摘成长段。

❷ 锅里放稍微多点油，烧热后倒进扁豆，以小火慢慢煸炒。

❸ 待扁豆微变色的时候，加入干红辣椒。

❹ 放盐，继续翻炒至扁豆变软。

❺ 出锅前放鸡精拌匀即可。

饮食宜忌

宜
- ➡ 一般人群均可食用；
- ➡ 消化不良、脾虚、暑热头痛者及癌症患者尤其宜食；
- ➡ 脾虚便溏、饮食减少、慢性久泻者宜食；
- ➡ 适用于妇女脾虚带下、小儿疳积。

忌
- ➡ 扁豆忌长时间煮，以免流失水溶性维生素B_1；
- ➡ 烹饪扁豆时忌弃汤留豆，因其很多营养成分都释放在汤汁内。

古代名医论

　　李时珍说，扁豆在二月下种，枝叶蔓生缠绕。叶子大如茶杯，圆而有尖。它的花像小飞蛾，也有翅尾的形状。其豆荚共有十余种，或长，或圆，或像龙爪、虎爪，或像猪耳、刀镰，各不相同，都累累成枝。白露以后更繁茂，嫩时可以当蔬菜和茶料，老了则收子煮熟吃。子有黑、白、赤、斑四种颜色。有一种豆荚坚硬不能吃。只有豆子粗圆形而色白的可以入药。

南瓜

驱虫杀虫 · 预防癌症

南瓜原产于北美洲，后因产地的不同，有很多不同的名称，如麦瓜、番瓜、倭瓜、金冬瓜。南瓜果嫩味甘，是夏秋季节的常见瓜菜之一。

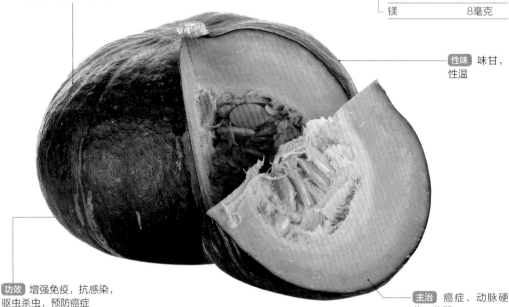

别名 麦瓜、番瓜、倭瓜、金瓜、金冬瓜

性味 味甘，性温

功效 增强免疫，抗感染，驱虫杀虫，预防癌症

主治 癌症、动脉硬化、体弱

功效特征

增强免疫 黄色的南瓜果肉含有丰富的 β -胡萝卜素，它能强健肌肤与黏膜，提高身体的抵抗力，具有缓解眼睛疲劳的功效。

抗感染 南瓜中的维生素C与 β -胡萝卜素可在体内合成对抗感染的物质。适量进食南瓜，能降低被感冒病毒侵袭的概率。

驱虫杀虫 南瓜种子含脂肪、蛋白质、B族维生素、维生素C 等成分，营养丰富。种子中的脂肪油是有效的驱虫药，也可防治血吸虫病。

预防癌症 南瓜中所含的维生素C，可防止硝酸盐在消化道中转化成致癌物质亚硝胺，可以预防食管癌和胃癌。南瓜中含有的甘露醇具有较好的通便作用，可以减少粪便中毒素对人体的危害，对于预防结肠癌有一定的食疗功效。

选购小窍门

➡ 南瓜的盛产季节为初秋时期。选购时，同样大小体积的南瓜，要挑选重量较重，且呈现深绿色或金黄色的。如果要购买已剖开的南瓜，则要选择果肉深黄色、肉厚，切口新鲜水嫩、不干燥的。

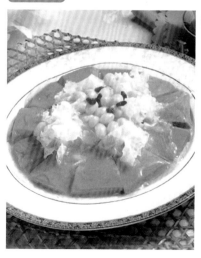

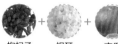 ➡ 润肺止渴+补中益气

枸杞子　银耳　南瓜　黄豆

银耳拌南瓜

材料：

银耳100克，南瓜300克，枸杞子、黄豆、白糖各适量。

做法：

❶ 银耳洗净后入水泡发，焯水至熟；南瓜去皮，去籽，切片；枸杞子、黄豆洗净备用。

❷ 烧沸半锅水，将南瓜和黄豆分别放入锅中焯熟捞出。

❸ 锅中放入枸杞子、适量白糖和水，煮至白糖完全溶化。

❹ 将南瓜、银耳、黄豆摆入盘中，淋入枸杞子白糖汁即可。

秋季篇

中医课堂

［主治］	［材料］	［做法］
慢性哮喘	南瓜适量 ＋ 蜂蜜适量	南瓜蒸熟混合蜂蜜吃，早晚1次
高血压	南瓜适量	蒸至半熟食用
糖尿病	南瓜籽150克 ＋ 猪瘦肉50克	二者洗净，共煮食

小食谱

清炒南瓜

材料：

南瓜250克，葱花5克，姜片6克，盐2克，食用油适量。

做法：

❶ 南瓜去籽，去皮后切成片。

❷ 锅中倒油，油热后倒入葱花、姜片爆香。

❸ 放入南瓜片，翻炒均匀。

❹ 调入盐，加一点水，翻炒均匀后，以中火煮熟即可。

饮食宜忌

宜
➡ 一般人群均可食用；
➡ 尤其适宜肥胖者和中老年人食用。

忌
➡ 南瓜性温，胃热内盛、湿热气滞的人要少吃；
➡ 患有脚气、黄疸的人需忌食。

古代名医论

　　李时珍说，南瓜三月下种，适宜种在肥沃的沙地。四月生苗，藤蔓很繁茂，一根蔓可长到十余丈长，节节有根，着地即扎根生长。南瓜茎中间是空的，叶子像蜀葵但大小如荷叶。八九月时开黄色花，像西瓜花。结的瓜很圆，大如西瓜，皮上有棱像甜瓜。霜后将其收于暖处，可贮存到来年春天。南瓜子像冬瓜子，南瓜肉厚色黄，不能生吃，只有去皮瓤后煮来食用，味如山药。南瓜与猪肉煮食可补益身体，也可蜜煎食用。

百合

润燥清热 · 安神除烦

在中国，食用百合具有悠久的历史。中医认为，百合性微寒，具有清心、润肺、安神的功效。百合的花与鳞茎均可入药，是一种药食兼用的花卉。

食物成分（100克百合）

热量	162千卡
蛋白质	3.2克
碳水化合物	38克
维生素C	18毫克
维生素E	0.5毫克
烟酸	0.7毫克
钙	11毫克
磷	61毫克
钾	510毫克
镁	43毫克

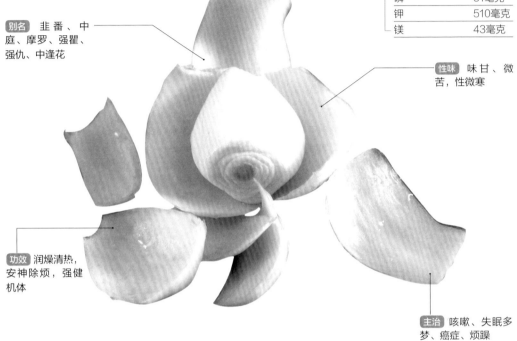

别名 韭番、中庭、摩罗、强瞿、强仇、中逢花

性味 味甘、微苦，性微寒

功效 润燥清热，安神除烦，强健机体

主治 咳嗽、失眠多梦、癌症、烦躁

功效特征

润燥清热 鲜百合根茎含黏液质，具有润燥清热的作用，可治疗肺燥或肺热咳嗽等症。常食有润肺、清心、调中之效，可止咳、开胃、安神，适用于体虚肺弱、肺气肿、肺结核、咳嗽咯血等症。支气管炎患者食用百合，有助病情改善，皆因百合可以清肺润燥。

安神除烦 常食百合，具有宁心安神的功效，能清除烦躁，对失眠多梦、情绪抑郁等症有一定的疗效。

强健机体 百合还含多种生物碱，适合化疗及放射性治疗后的人食用。百合可以促进和增强淋巴细胞的吞噬功能，提高机体的免疫力，有很好的防癌抗癌作用。此外，百合含有甾体糖苷、酚酸甘油酯糖苷等多种营养物质，有良好的营养滋补之功，对病后体弱、神经衰弱等症大有裨益。

选购小窍门

➡ 选购新鲜的百合时，应挑选个大、颜色白、瓣匀、肉质厚、底部凹处泥土少的。如果百合颜色发黄，凹处泥土湿润，可能已经烂心。干百合则以干燥、无杂质、肉厚且晶莹者为佳。

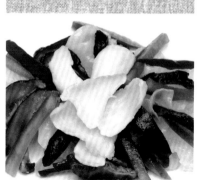

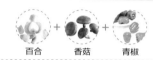

百合　香菇　青椒

➡ 滋阴润肺+防癌抗癌

多味百合蔬菜

材料：

百合30克，新鲜香菇、银耳、青椒丝、红椒丝各10克，盐、淀粉、食用油各适量。

做法：

❶ 将所有材料洗净，百合剥片；银耳泡软，入沸水氽烫，捞起沥干；香菇切条，入沸水氽烫，捞起沥干备用。

❷ 起油锅，放百合炒至透明，加香菇、银耳拌炒，加盐、青椒丝、红椒丝快炒，放淀粉加水勾薄芡，拌匀即可。

中医课堂

［主治］	［材料］	［做法］
淋巴结肿大	鲜百合适量	捣烂后敷患处
胃痛	糯米适量 + 鲜百合30克 + 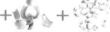 莲子25克	三者洗净，共煮粥食
咳嗽	粳米适量 + 鲜百合50克 + 杏仁12克	三者共煮后加入冰糖食用
烦躁失眠	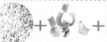 糯米适量 + 鲜百合50克 + 绿豆100克	三者共煮粥，可加白糖调味

小食谱

西芹百合

材料：

西芹300克，胡萝卜50克，鲜百合100克，鸡精2克，盐4克，食用油适量。

做法：

❶ 西芹洗净切段，胡萝卜洗净去皮后切片，鲜百合洗净，剥片。

❷ 油锅烧热后，倒入胡萝卜，翻炒均匀，倒入西芹和百合翻炒均匀。

❸ 调入盐，翻炒至熟。

❹ 起锅前调入鸡精。

饮食宜忌

宜

➡ 一般人群均可食用；

➡ 体虚肺弱、神经衰弱、睡眠不宁者宜食；

➡ 尤其适宜更年期女性食用。

忌

➡ 风寒咳嗽者忌食；

➡ 脾虚便溏者忌食。

百合面面观

【出产地】主要产自欧洲、北美洲、亚洲东部等地区。

【所属科系】属百合科草本球根植物。

【成熟周期】生长成熟周期为一年，一般花期在6~8月，果期在7~10月。

【种植时间】一般种植期在每年9月中旬至10月上旬最为适宜。

【食用部分】鳞茎。

【药用部分】鳞茎：治肺痨久嗽、咳嗽痰血、心悸怔忡、失眠多梦、烦躁不安、心痛、喉痹。

芋头

解毒防癌 · 补中益气

芋头原产自印度，在我国种植范围比较广的是珠江流域和台湾地区，长江流域和其他省市也有种植。它营养价值丰富，有助于增强人体的免疫功能。

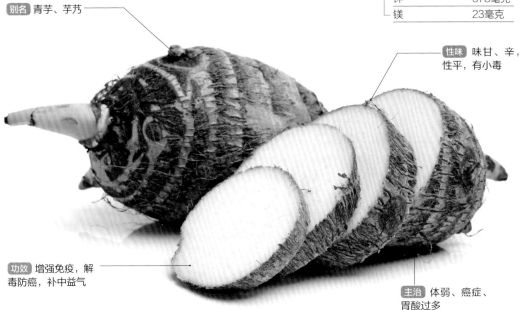

别名 青芋、芋艿

性味 味甘、辛，性平，有小毒

功效 增强免疫，解毒防癌，补中益气

主治 体弱、癌症、胃酸过多

功效特征

增强免疫 芋头中含有蛋白质、钙、磷、钾、镁、胡萝卜素、维生素C、B族维生素、皂角苷等多种成分，营养价值丰富，能增强人体的免疫功能，对于癌症手术或术后放疗、化疗者，有辅助调理的作用。

解毒防癌 芋头还含有一种黏液蛋白，能促使体内免疫球蛋白的合成，可以提高身体的抵抗力。

补中益气 芋头中的矿物质被人体吸收后，能达到美容养颜的效果；芋头还可用来防治胃酸过多；中医认为，芋头具有补中益气的功效。

选购小窍门

➡ 芋头的盛产季节为秋季到初冬。挑选时，以个体浑圆发达、左右对称、无肿包、外皮没有过多水分的芋头为佳。如果个体瘦小且出现裂痕，是干燥或高温所致，此时里面的肉质已经呈现硬化状态。

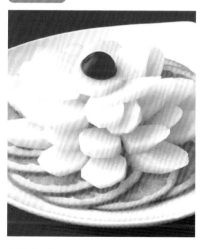

 +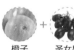

芋头　橙子　圣女果

➡ 增进食欲+补中益气

橙香芋头片

材料：

芋头5个，橙子2个，圣女果1个，白糖适量。

做法：

❶ 芋头去皮后切片；橙子洗净，切片；圣女果洗净后切半。

❷ 将芋头片投入沸水锅中，焯熟后捞出过凉，沥水待用。

❸ 将橙片、芋头片、圣女果摆入盘中，撒上白糖，即可上桌。

中医课堂

［主治］	［材料］	［做法］
虚弱乏力	芋头100克	煮食
筋骨痛	芋头适量	去皮，捣成泥，和香油涂患处
大便干燥	芋头50克 ＋ 粳米50克	二者煮粥，加油、盐调匀食用
体虚	芋头100克 ＋ 糯米50克	二者煮粥，加白糖作早餐食用

小食谱

芋头饭

材料：

芋头100克，猪瘦肉50克，大米200克，蘑菇、胡萝卜各少许，盐、酱油、料酒、香油、葱花、食用油各适量。

做法：

❶ 猪瘦肉洗净切片，加酱油、料酒、香油后拌匀，腌渍好。

❷ 胡萝卜、蘑菇、芋头（去皮）洗净后切粒备用；大米淘洗干净。

❸ 油锅烧热，下胡萝卜、蘑菇、芋头，翻炒均匀后，加大米，调入盐翻炒片刻。

❹ 将上述食材倒入电饭煲，加适量水，选择煮饭功能，熟后撒上葱花。

饮食宜忌

宜

➡ 一般人群都可食用；

➡ 尤其适合身体虚弱者食用。

忌

➡ 有痰、过敏性体质、肠胃较弱的人应少食；

➡ 糖尿病患者应慎食；

➡ 食滞胃痛、肠胃湿热的人应忌食；

➡ 忌生食，否则易致口舌发麻、肠胃不适。

古代名医论

李时珍说，芋的种类虽然很多，但可分为水、旱两种。旱芋可种在山地上，水芋种在水田中。两者的叶都相似，但水芋的味道更好。

陶弘景说，芋，钱塘最多，生的时候有毒，不能吃。芋种三年不采，则成棵芋。另外还有野生的芋，名老芋，外形和叶子都与芋非常相似，根部有毒。

青椒

缓解疲劳 · 开胃消食

青椒属于茄科蔬菜，与辣椒同属一族。越成熟的青椒含有的辣椒素越多，会从绿色变成红色。因品种改良，目前已经出现红、橙、黄等多种颜色的青椒。

食物成分（100克青椒）

热量	22千卡
蛋白质	1克
碳水化合物	5.4克
维生素C	72毫克
维生素E	0.59毫克
烟酸	0.9毫克
钙	14毫克
磷	20毫克
钾	142毫克
镁	12毫克

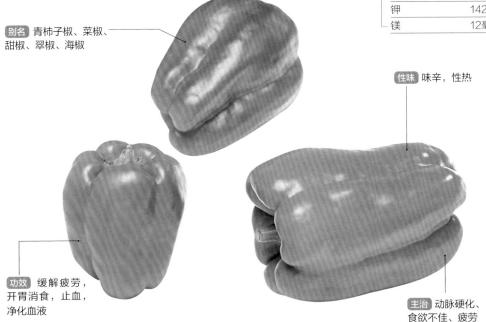

别名 青柿子椒、菜椒、甜椒、翠椒、海椒

性味 味辛，性热

功效 缓解疲劳，开胃消食，止血，净化血液

主治 动脉硬化、食欲不佳、疲劳

功效特征

缓解疲劳 青椒中含有丰富的维生素，其中维生素C的含量极高。维生素C是合成骨胶原的材料，还具有消除疲劳的重要功效。青椒中还含有能促进维生素C吸收的维生素P，因此就算加热，青椒中的维生素C也不易全部流失。

开胃消食 由于人体夏天容易出汗，维生素C的消耗量较大，因此可以经常吃青椒，以摄取充足的维生素C。青椒含有芬芳且辛辣的辣椒素，能增进食欲、帮助消化。

止血 青椒还含有丰富的维生素，对牙龈出血、贫血、血管脆弱有积极的食疗作用。

净化血液 青椒的绿色部分来自叶绿素，叶绿素能防止肠道吸收多余的胆固醇，还能将胆固醇排出体外，从而达到净化血液的作用。

选购、储藏小窍门

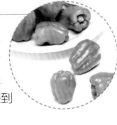

➡ 购买青椒时，要选择外形饱满、色泽浅绿、有光泽、肉质细嫩、气味微辣略甜，且用手掂感到有分量的。

➡ 储藏青椒时，可以取一个合适的塑料袋，在袋的中下部扎出几个透气孔；装入青椒后扎紧袋口，置于10℃左右的冰箱中，可储藏1~2周。

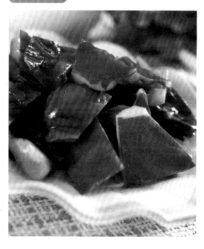

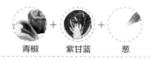

青椒 ＋ 紫甘蓝 ＋ 葱　　➡ 强健血管+降胆固醇

青椒炒紫甘蓝

材料：

青椒50克，紫甘蓝150克，葱、姜、酱油、味精、盐、食用油各适量。

做法：

❶ 将青椒、紫甘蓝分别洗净，切块；葱洗净切碎，姜洗净切片。

❷ 锅置大火上，放油烧至八成热；先投葱、姜爆香，再放紫甘蓝、酱油炒匀，加盖焖片刻；放青椒和盐，同炒至熟；下味精，炒匀即可。

中医课堂

［主治］	［材料］	［做法］
维生素C缺乏症	青椒适量	洗净蘸酱或凉拌，每餐吃两三个
肾虚遗精，腰膝酸软	青椒适量 ＋ 猪瘦肉适量	切丝一起炒食
皮肤粗糙	青椒100克 ＋ 苦瓜300克	煸炒苦瓜青椒，放入料酒等调料

小食谱

虎皮青椒

材料：

青椒4个，蒜片适量，花椒粉2克，醋、生抽各5毫升，食用油适量。

做法：

❶ 青椒洗净后去蒂，去瓤。

❷ 油锅烧热，放青椒煎至起虎皮。

❸ 调入花椒粉、醋和生抽后翻炒均匀。

❹ 放入蒜片，大火收汁即可。

饮食宜忌

宜
- ➡ 一般人群皆可食用；
- ➡ 宜与牛、羊肉和鱼类同食，可除去肉类的腥膻味。

忌
- ➡ 眼疾患者忌食；
- ➡ 食管炎、胃肠炎、胃溃疡、痔疮患者应少吃；
- ➡ 实热病症或阴虚火旺者慎食；
- ➡ 肺结核患者慎食。

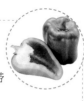

青椒面面观

【出产地】 原产于南美洲热带地区。

【所属科系】 属茄科植物果实。

【种植时间】 7月中上旬播种培植。

【食用部分】 果肉。

【药用部分】 根：治风湿麻木、风寒咳嗽；外用治跌打损伤。根皮：理气止痛，用于胃气滞痛、腹痛。果：治寒滞腹痛、呕吐、泻痢、冻疮、脾胃虚寒、风寒感冒等症。

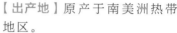

茄子

止血抑癌 · 养颜抗衰

茄子是为数不多的紫色蔬菜之一，也是我们常吃的家常蔬菜。

植物学中将茄子分为3个变种，即圆茄、长茄和矮茄。圆茄植株高大、果实大，圆球、扁球或椭圆球形，皮色紫、黑紫、红紫或绿白。长茄植株长势中等，果实呈细长棒状，皮色紫、绿或淡绿。矮茄植株较矮，果实小，卵形或长卵形。

食物成分（100克茄子）	
热量	23千卡
蛋白质	1克
碳水化合物	4.9克
维生素C	5毫克
维生素E	1毫克
维生素P	0.7毫克
钙	24毫克
磷	23毫克
钾	142毫克
镁	13毫克

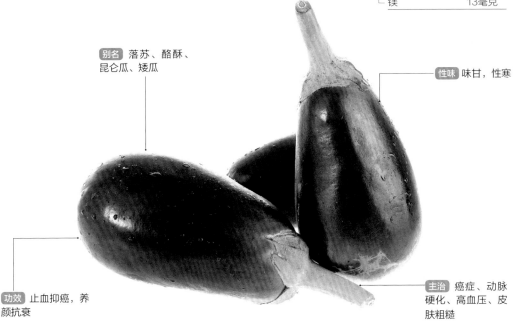

别名 落苏、酪酥、昆仑瓜、矮瓜

性味 味甘，性寒

功效 止血抑癌，养颜抗衰

主治 癌症、动脉硬化、高血压、皮肤粗糙

功效特征

止血 茄子中的维生素P能增强人体细胞间的黏着力，增强毛细血管的弹性，降低其渗透性，防止微血管破裂出血，使心血管保持正常的功能。因此，经常吃茄子能预防高血压、动脉硬化等疾病的发生。

抑癌 茄子含有丰富的龙葵素，可以抑制消化道肿瘤细胞的增殖，对胃癌、大肠癌有较好的抑制作用。

养颜抗衰 茄子还含有丰富的维生素E，有抗衰老的功能。经常食用茄子，可以帮助延缓衰老、减少斑纹、美容养颜。

降低胆固醇 茄子纤维中所含的皂苷，可以有效降低胆固醇。经常吃茄子，有防治高血压、动脉硬化等作用。

选购小窍门

➔ 买茄子时，应选择果形匀称，老嫩适度，无裂口、腐烂、锈皮、斑点的，而且以皮薄、籽少、肉厚为佳。一般来说，茄子拿在手中，感觉轻的较嫩；感觉重的，大多较老，且籽多不好吃。

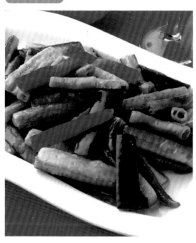

豆角 + 茄子 红辣椒 ➲ 解毒消肿+促进食欲

豆角烧茄子

材料：

豆角200克，茄子300克，红辣椒、盐、鸡精、蒜、酱油、食用油各适量。

做法：

❶ 茄子洗净切条，浸泡在盐水中片刻，捞出沥干备用；豆角洗净切段；红辣椒去籽去蒂后洗净切丝。

❷ 锅中加水烧热，放入豆角焯熟，捞出过一下凉水，沥干备用。

❸ 油锅烧热，放入茄子条煎炒至变色、变软，放入豆角、蒜翻炒，加入盐、鸡精、酱油及红辣椒丝，炒熟即可。

中医课堂

［主治］	［材料］	［做法］
跌打损伤	 老黄茄1个	切厚片，焙研为末，温酒调服
龋齿	 茄根1个	茄根捣汁，频繁涂抹患处
牙痛	 茄蒂适量	将茄蒂烧成细末，每日涂抹患处数次
肺热咳嗽	白茄子60~120克 + 蜂蜜适量	茄子洗净煎煮，取汁加蜂蜜服用

小食谱

凉拌茄子

材料：

茄子1个，蒜、香菜、芹菜、红辣椒各适量，蚝油、生抽各5毫升，白糖3克。

做法：

❶ 茄子洗净去蒂，对半切开，打花刀。

❷ 蒜切末；香菜、芹菜、红辣椒均洗净，香菜切碎，芹菜切末，红辣椒切丁。

❸ 茄子隔水以大火蒸20分钟后取出装盘。

❹ 盘内倒入切好的食材，调入蚝油、生抽、白糖，搅拌均匀即可。

饮食宜忌

宜

➲ 一般人群皆可食用；

➲ 容易长痱子、生疮疖的人宜多食；

➲ 宜与苦瓜搭配食用，解除疲劳，清心明目；

➲ 适宜心血管病患者食用，可防止血管破裂，降血压。

忌

➲ 秋后的茄子不宜多食；

➲ 脾胃虚寒的人应忌食。

古代名医论

李时珍说，茄种适宜在九月黄熟时收取，洗净晒干，到二月份即可播种，发苗后移栽。茄的植株高二三尺，叶子大如手掌。从夏到秋开紫花，五瓣相连，五棱如缕，黄蕊绿蒂，蒂包着茄。茄中有瓤，瓤中有子，子很像芝麻。茄有圆如栝楼的，有四五寸长的；有青茄、紫茄、白茄。白茄也叫银茄，味道好过青茄。

秋季 蔬果一览

金针菜

「性味」味甘，性凉
「归经」入心、肝、脾经
「功效」健脑防癌，降脂养颜

百合

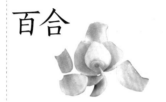

「性味」味甘、微苦，性微寒
「归经」入心、肺、胆、小肠、大肠经
「功效」润燥清热，安神除烦，强健机体

柚子

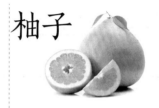

「性味」味甘、酸，性寒
「归经」入脾、胃、肺经
「功效」降压降脂，增强体质，止痛，缓解心血管疾病

哈密瓜

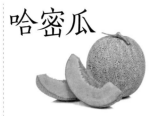

「性味」味甘，性寒
「归经」入心、胃经
「功效」清热消暑，利尿消肿，增强体力

花生

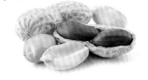

「性味」味甘，性平
「归经」入脾、肺经
「功效」护肝益智，延缓衰老，促进血液循环

橙子

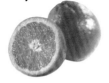

「性味」味甘、酸，性微凉
「归经」入胃、肺、肝经
「功效」降低血脂，止咳化痰，强健身体

李子

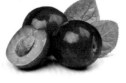

「性味」味甘、酸，性平
「归经」入肝、肾、脾、胃经
「功效」生津润喉，清热祛斑，降低血脂

茄子

「性味」味甘，性寒
「归经」入胃、肠经
「功效」止血抑癌，养颜抗衰

无花果

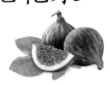

「性味」味甘，性平
「归经」入肺、胃、大肠经
「功效」健胃消积，缓解便秘，降低血脂，防癌抗癌

黑木耳

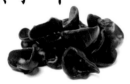

「性味」味甘，性平
「归经」入肺、脾、大肠、肝经
「功效」补血，温肺止血，清肠胃

青椒

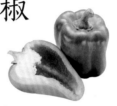

「性味」味辛，性热
「归经」入心、脾经
「功效」开胃消食，缓解疲劳，止血，净化血液

葡萄

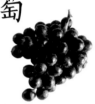

「性味」味甘，性微寒
「归经」入肺、脾、肾、肝、膀胱经
「功效」补血防癌，健脾和胃，消除疲劳

芋头

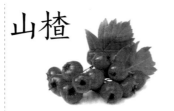

「性味」味甘、辛，性平，有小毒
「归经」入肠、胃经
「功效」解毒防癌，补中益气，增强免疫

山楂

「性味」味甘、酸，性微温
「归经」入脾、胃、肝经
「功效」健胃消食，活血化瘀，抑菌

松子

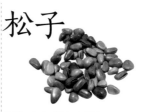

「性味」味甘，性温
「归经」入肝、肺、大肠经
「功效」降脂壮骨，健脑，润肠通便，美容养颜

柿子

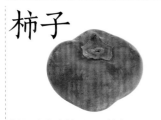

「性味」味甘、涩，性寒
「归经」入心、肺、脾、大肠经
「功效」醒酒利尿，抑制病菌，补充维生素C

南瓜

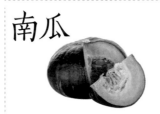

「性味」味甘，性温
「归经」入脾、胃、大肠经
「功效」驱虫杀虫，预防癌症，增强免疫，抗感染

石榴

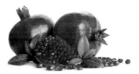

「性味」味甘、酸，性温
「归经」入胃、大肠经
「功效」抑菌收敛，止血明目，降糖降脂

扁豆

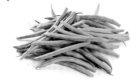

「性味」味甘，性微温
「归经」入脾、胃经
「功效」增强免疫，抑制癌症，祛湿

猕猴桃

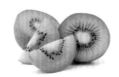

「性味」味甘、酸，性寒
「归经」入胃、肾经
「功效」防癌抗癌，美容养颜，稳定情绪

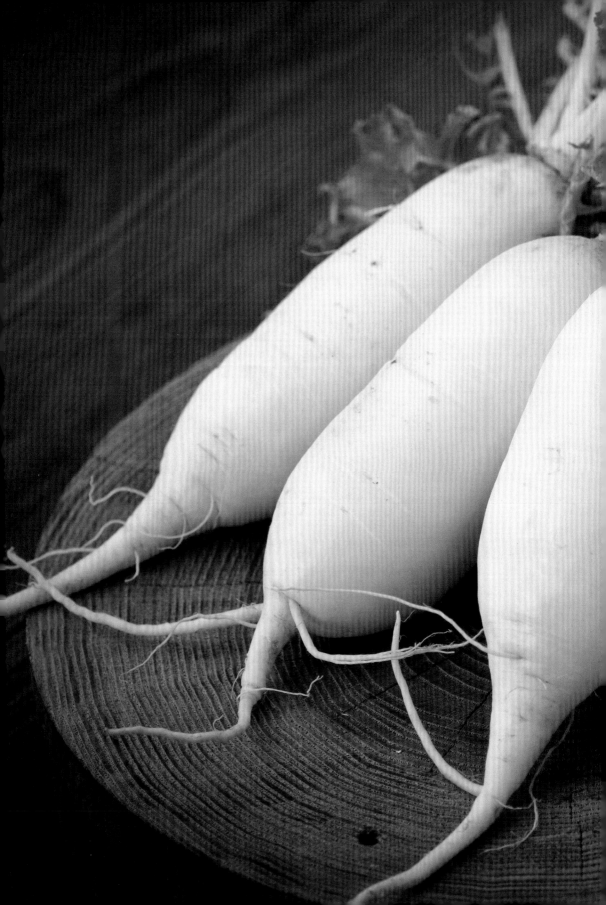

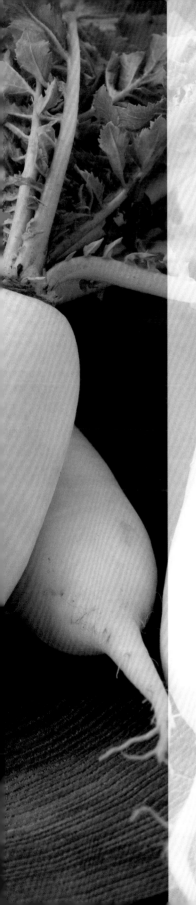

第四章

冬季篇

　　寒冷的冬季，植物的新陈代谢率降到最低，养分都储存在根部及茎部。人体的新陈代谢率也降低，阳气与营养多储存在体内。因此，冬季被认为是养生的最佳季节。暖身，促进血行，储备元气，是冬季食物养生的基础。

　　冬季，对胃的保护尤为重要，女性更是如此。因为冬天气温低，空气寒冷，易使人体气血运行不畅，减缓新陈代谢；而女性体质偏寒，加上外部寒冷环境的刺激，导致胃肠痉挛性收缩。如果腹部再受凉，很容易引发胃病。所以，在冬季饮食中，多以暖身、护胃为主。

　　冬季气温多变，是感冒的高发时节，在注意增加衣物保暖的同时，也宜多进食一些增强抵抗力的食物，防止细菌、病毒的入侵，保持身体健康。

红枣

补钙补铁 · 益胆和胃

红枣自古以来就被列为"五果"（桃、李、梅、杏、枣）之一，有着悠久的栽培历史。我国古代将红枣称为"木本粮食"。红枣最突出的特点是维生素含量高，因而它也被人们誉为"天然维生素丸"。

食物成分（100克红枣）	
热量	122千卡
蛋白质	1克
碳水化合物	30克
维生素C	243毫克
维生素E	0.78毫克
铁	1.2毫克
钙	22毫克
磷	23毫克
钾	375毫克
镁	25毫克

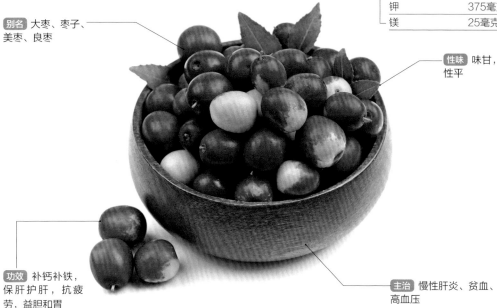

别名 大枣、枣子、美枣、良枣

性味 味甘，性平

功效 补钙补铁，保肝护肝，抗疲劳，益胆和胃

主治 慢性肝炎、贫血、高血压

功效特征

补钙补铁 红枣富含钙和铁，它们对防治中老年骨质疏松及青少年和女性贫血都有重要作用。红枣不仅能补血，与蜂蜜搭配泡红茶，也是很好的养胃饮品。

保肝护肝 红枣中丰富的维生素C及环磷酸腺苷等，能减轻各化学药物对肝脏的损害，并有促进蛋白质合成、增加血清总蛋白含量的功效，具有护肝作用，并可辅助治疗慢性肝炎和早期肝硬化。

抗疲劳 红枣中含有的达玛烷型皂苷，有抗疲劳、增加人体耐力及减轻毒性物质对肝脏损害的功能。所含的黄酮类化合物有镇静、降血压的作用。

益胆和胃 红枣能补脾益胃，可以缓解药物的烈性，减少药物成分对胃肠道的刺激。其中维生素C可使体内多余的胆固醇转变为胆汁酸，从而减少胆结石形成的风险，预防胆结石。

选购小窍门

➡ 好的红枣皮色紫红而有光泽，颗粒大而均匀，果实短壮圆整，皱纹少，痕迹浅。如果红枣蒂端有穿孔或粘有咖啡色（深褐色）粉末，说明已被虫蛀。

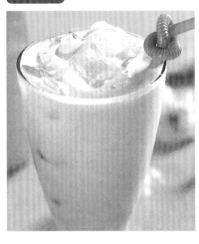

养生厨房

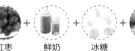

红枣 + 鲜奶 + 冰糖 + 蚕豆 ➡ 补血养颜+增强体力

红枣蚕豆鲜奶

材料:

红枣3颗,鲜奶240毫升,熟黄豆粉2大匙,冰糖2大匙,蚕豆50克,冰块适量。

做法:

❶ 将红枣洗净后用温开水泡软;蚕豆用开水煮后剥掉外皮,切成小丁。

❷ 将除冰块外的所有材料倒入果汁机内搅打2分钟,放入冰块即可。

中医课堂

[主治]	[材料]	[做法]
大脑疲劳	 红枣200g	加适量面粉制成枣糕,常食
失眠	 红枣40克 ＋ 葱白头5根	将二者加水两碗煎汤,连渣食用
慢性肝炎	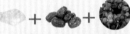 冰糖适量 ＋ 红枣10颗 ＋ 五味子9克	三者同炖,去渣饮汁
贫血	 红枣20克 ＋ 龙眼肉10克	加适量水煎服

小食谱

红枣红薯粥

材料:

大米半杯,红薯2个,红枣5颗,冰糖适量。

做法:

❶红薯去皮洗净,切小块备用。

❷大米淘洗干净,红枣洗净,放水里泡10分钟。

❸电饭煲中加水,放入泡过的大米、红枣和切好的红薯块。

❹选择煮粥模式,在粥煮好前15分钟加入冰糖即可。

饮食宜忌

宜
➡ 适合心血管疾病、癌症患者;
➡ 中老年人、青少年、女性及营养不良的人宜食。

忌
➡ 急性肝炎、牙疼患者忌食;
➡ 小儿疳积者应忌食;
➡ 糖尿病患者应少食;
➡ 不能过量食用鲜枣,否则易伤脾胃。

古代名医论

　　李时珍说,枣树的木心是红色的,枝上有刺。枣树四月生小叶,尖亮光泽,五月开小花,色白微青。枣树各处都有栽种,只有青、晋所产的枣肥大甘美,入药为好。

　　孟诜说:"主补津液,洗心腹邪气,和百药毒,通九窍,补不足气,煮食补肠胃,肥中益气第一,小儿患秋痢,与虫枣食,良。"

　　李杲说:"温以补脾经不足,甘以缓阴血,和阴阳,调营卫,生津液。"

甘蔗

清热消渴 · **润肺益胃**

甘蔗原产于印度，现在巴西、印度和中国是世界上知名的甘蔗生产国。甘蔗富含糖分，食后容易被人体吸收，可以补充能量、增加营养，是清补的食品。

食物成分（100克甘蔗）

热量	64千卡
蛋白质	0.4克
碳水化合物	15克
维生素C	2毫克
维生素A	2毫克
烟酸	2毫克
钙	14毫克
磷	14毫克
钾	95毫克
镁	4毫克

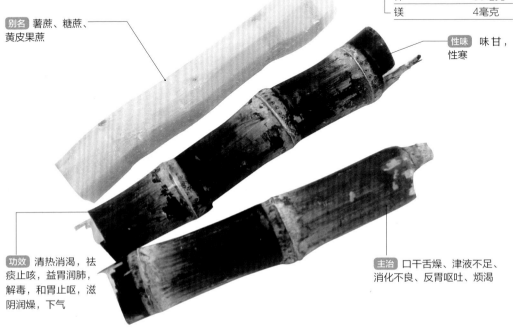

别名 薯蔗、糖蔗、黄皮果蔗

性味 味甘，性寒

功效 清热消渴，祛痰止咳，益胃润肺，解毒，和胃止呕，滋阴润燥，下气

主治 口干舌燥、津液不足、消化不良、反胃呕吐、烦渴

功效特征

清热消渴 甘蔗鲜食为甘寒之品，取浆汁饮效果比较好。鲜汁清凉，能消渴除烦、清泻火热，对风热病症患者来说，饮甘蔗汁最好。煎炼成糖，反而甘温，多食助热。

祛痰止呕 甘蔗茎中的汁液有祛痰功效，对反胃呕吐、心烦口渴、肺燥引发的咳嗽气喘也有一定的效果。

益胃润肺 甘蔗入肺、胃二经，具有下气、润燥、清热、生津、润肺益胃的功效，对热病引起的伤津有很好的辅助治疗作用。

解毒 甘蔗汁还可缓解酒精中毒。不仅如此，甘蔗皮对皮肤瘙痒、小儿口疮、秃疮等疾病也有一定的食疗效果。

选购小窍门

➡ 优质甘蔗剥开后，可见果肉洁白、质地紧密、纤维细小、富含蔗汁。劣质甘蔗纤维粗硬、汁液少，有的木质化严重或结构疏松。霉变甘蔗纵剖后，剖面呈灰黑色。有孔或粘有咖啡色（深褐色）粉末，说明已被虫蛀。

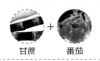

甘蔗　番茄

⟹ 消暑解渴+通便利尿

甘蔗番茄汁

材料:

甘蔗200克，番茄100克。

做法:

❶ 甘蔗去皮，放入榨汁机中榨汁。

❷ 番茄洗净，去蒂，切块，放入榨汁机榨汁。

❸ 将甘蔗汁与番茄汁混合搅匀即可。

冬·季篇

中医课堂

［主治］	［材料］			［做法］
肺燥咳嗽	甘蔗汁200毫升	+	梨汁200毫升	两味汁混合均匀服用，每日2次
呕吐	甘蔗500克	+	姜10克	二者榨汁后，混合均匀，炖热温服
气管炎，肺结核	甘蔗500克　+　白萝卜100克　+　鲜百合50克			洗净榨汁，常饮
膀胱湿热，小便赤痛	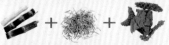 甘蔗500克　+　白茅根30克　+　车前草30克			三者加水10碗，煎至3碗时即可，代茶饮

小食谱

甘蔗罗汉果茶

材料:

甘蔗5段，罗汉果1个。

做法:

❶ 甘蔗去皮，用刀切成4段，放入装了清水的锅中。

❷ 罗汉果洗净、掰成小块，加入锅中，开大火煮沸后，调小火慢熬半小时。

❸ 关火，将煮好的果茶过筛即可。

饮食宜忌

宜

➡ 一般人群均可食用。

忌

➡ 脾胃虚寒者少食；

➡ 糖尿病患者勿食；

➡ 忌食用过多，以免引起蛀牙；

➡ 瓤红色的甘蔗忌食，以免中毒。

古代名医论

李时珍说，蔗皆畦种，丛生，最困地力，茎似竹而内实，大者围数寸，长六七尺，根下节密，以渐而疏。抽叶如芦叶而大，长三四尺，扶疏四垂，八、九月收茎，可留过春，充果食。

按王灼《糖霜谱》云，蔗有四色，曰杜蔗，即竹蔗也，绿嫩薄皮，味极醇厚，专用作霜。曰西蔗，作霜色浅。曰芳蔗，亦名蜡蔗，即荻蔗也，亦可作砂糖。曰红蔗，亦名紫蔗，即昆仑蔗也，止可生啖，不堪作糖。凡蔗榨浆饮固佳，又不若咀嚼之味隽永也。

榴梿

补养身体 · 散寒止痛

榴梿原产自马来西亚，号称"果中之王"，其营养价值高，气味浓，但糖分高，未必每个人都适合吃。它与山竹有互补的作用，被称为"夫妻果"。

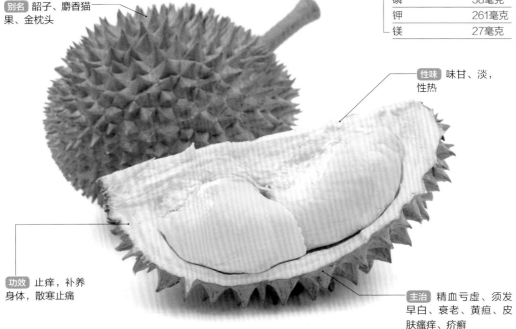

别名 韶子、麝香猫果、金枕头

性味 味甘、淡，性热

功效 止痒，补养身体，散寒止痛

主治 精血亏虚、须发早白、衰老、黄疸、皮肤瘙痒、疥癣

功效特征

止痒 榴梿煮过之后的水对皮肤瘙痒有很好的辅助治疗效果。榴梿壳不仅可以用来当作治疗皮肤病的药材，还可以与其他化学物制成肥皂。

补养身体 榴梿虽然气味难闻，但其营养功效不可小觑。在泰国，因营养价值非常高，榴梿被认为是体虚患者、产后妇女补养身体的食疗佳品。

散寒止痛 榴梿性热，具有散寒止痛的作用，可以缓解宫寒痛经。它还能有效改善腹部寒凉的症状，促使体温上升，寒性体质者食用对身体有益。

"夫妻果" 榴梿虽然功效很多，却不宜一次吃太多，否则容易引起"上火"。食用榴梿时，可搭配山竹，因为山竹性寒，有清凉解热、不腻不滞的特性。两种水果疗效互补，所以被称为"夫妻果"。

选购小窍门

➡ 选购榴梿时，首先看颜色，黄色是熟的，青色是生的。其次是手触，用手指按住榴梿的刺往内挤一下，如果两根刺能相互靠拢，则榴梿就是熟的。最后还可以闻一下，有酒味的则表示过度成熟，不好吃。

养生厨房

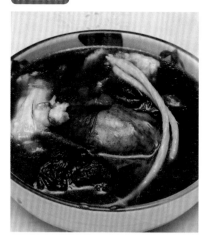

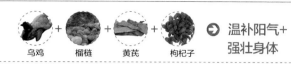

乌鸡 ＋ 榴梿 ＋ 黄芪 ＋ 枸杞子 ➡ 温补阳气＋强壮身体

榴梿乌鸡汤

材料：

宰杀好的乌鸡1只，榴梿壳、黄芪、沙参、龙眼肉、枸杞子、姜片、料酒、盐各适量。

做法：

❶ 切下榴梿壳中间的白心；将乌鸡清洗干净，对半切开。

❷ 将乌鸡肉放进沸水中，加料酒焯一下，去掉鸡肉的血沫和腥味。

❸ 将所有材料一起放进砂锅中，加水，用小火煨3~4个小时。

❹ 捞出榴梿心即可食用。

中医课堂

[主治]	[材料]	[做法]
产后体虚	榴梿果肉适量	酌量食用
胃寒	榴梿果肉适量 ＋ 鸡肉500克	二者煮汤服用
腹部寒凉	榴梿壳适量 ＋ 猪骨适量	将二者一起煮汤服用

小食谱

榴梿酥

材料：

榴梿果肉50克，蛋挞皮3个，鸡蛋1个，白糖10克，白芝麻适量。

做法：

❶ 榴梿果肉、白糖放进不粘锅中，用小火翻炒至软，即为榴梿馅。

❷ 盛出稍晾后，将榴梿馅包进蛋挞皮。

❸ 鸡蛋取蛋黄，搅打成蛋黄液，刷在蛋挞皮上。

❹ 在蛋挞表面撒上白芝麻，烤箱上下火以200℃预热好，烤20分钟即可。

饮食宜忌

宜
➡ 体质虚寒者适量食用可壮阳助火；
➡ 产后虚寒者宜吃。

忌
➡ 肾病、心脏病患者不可多食；
➡ 癌症或疾病初愈患者勿食用；
➡ 糖尿病患者不宜食用。

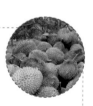

榴梿面面观

【出产地】目前东南亚国家种植较多，我国主要种植区在广东、海南。

【所属科系】属木棉科热带落叶乔木植物。

【成熟周期】根据品种的不同，一般4~8年后结果。

【种植时间】全年时间均可。

【食用部分】果肉。

【药用部分】果肉：治产后虚寒、心腹冷痛、暴痢。果壳：外用治皮肤瘙痒、疥癣。根、叶：治感冒、细菌性痢疾。

核桃

降胆固醇 · 延缓衰老

核桃与扁桃、榛子、腰果并称为"世界四大干果"。核桃营养丰富，既可生食、炒食，也可榨油、做糕点装饰、做糖果等，不仅味美，而且营养价值很高。

食物成分（100克核桃）	
热量	624千卡
蛋白质	14.9克
碳水化合物	19克
维生素C	1毫克
维生素E	43毫克
钙	56毫克
磷	294毫克
钾	385毫克
镁	131毫克
钠	6.4毫克

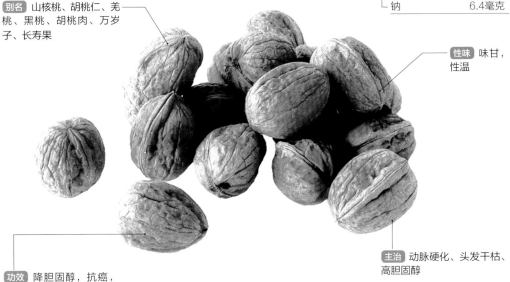

别名 山核桃、胡桃仁、羌桃、黑桃、胡桃肉、万岁子、长寿果

性味 味甘，性温

主治 动脉硬化、头发干枯、高胆固醇

功效 降胆固醇，抗癌，防辐射，延缓衰老

功效特征

降胆固醇 核桃的主要成分为易被人体吸收的脂肪与蛋白质，而且有将近70％的蛋白质都是亚油酸或亚麻酸等不饱和脂肪酸，能够去除附着于人体血管壁上的胆固醇。

抗癌 核桃中含丰富的单不饱和脂肪酸与多不饱和脂肪酸，其中多不饱和脂肪酸中的 $\omega-3$ 脂肪酸能减轻炎症、抑制肿瘤转移，因此可抗癌。

防辐射 核桃含有多酚和脂多糖成分，所以还有一定的防辐射的功能，因此核桃常被用来制作宇航员的食品。经常使用电脑者更视其为防辐射的佳品。

延缓衰老 核桃可消除面部皱纹，防止肌肤衰老，有护肤护发和防治手足皲裂等功效，是可以"吃"的美容护肤品。

选购小窍门

➜ 核桃属于脂肪含量多且容易氧化的食品，因此不宜大量囤积。挑选时，要选择不易接触到空气的带壳核桃，食用时再去壳，最好选择没有虫子蛀过且具重量感的核桃。

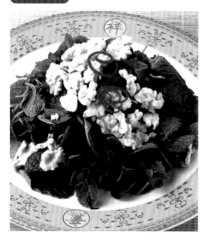

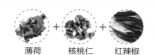

薄荷　核桃仁　红辣椒　➡ 促进食欲+补肾强精

薄荷拌核桃仁

材料:

薄荷叶300克，核桃仁400克，红辣椒1个，白糖适量。

做法:

❶ 水锅烧沸，熄火，放入核桃仁浸泡10分钟，用牙签剔去皮膜。

❷ 薄荷叶择洗干净，沥干装盘，撒上白糖。

❸ 红辣椒去籽去蒂后洗净切丝，用白糖腌至入味，与核桃仁一起放在薄荷叶上即可。

冬季篇

中医课堂

［主治］	［材料］	［做法］
慢性支气管炎	核桃仁适量	每次3个，早晚各1次
尿路结石	核桃仁80克 ＋ 粳米100克	加水适量，煮成稀粥
神经衰弱	核桃仁30克 ＋ 芝麻30克 ＋ 桑叶30克	捣成泥状，做成丸，每次服10克
便秘	核桃仁80克 ＋ 香油10毫升	拌匀食用

小食谱

琥珀核桃

材料:

核桃仁300克，白糖50克，白芝麻适量。

做法:

❶ 烤箱上下火以160℃预热好，核桃仁入烤箱中层，烤10分钟。

❷ 取出烤好的核桃仁放凉备用。

❸ 取干净炒锅，放白糖以小火慢炒，炒至金黄色即可关火。

❹ 核桃仁倒入锅内，迅速翻炒均匀，倒入盘中，趁热撒入白芝麻，待其自然凉透即可。

饮食宜忌

宜

➡ 一般人群均可食用；

➡ 肾虚、肺虚、神经衰弱、气血不足、癌症患者宜食；

➡ 适宜脑力劳动者与青少年食用。

忌

➡ 腹泻、阴虚火旺、痰热咳嗽、便溏腹泻、内热及痰湿重者均不宜食用。

核桃面面观

【出产地】原产于欧洲与中亚地区，我国主要种植区在新疆及华北地区。

【所属科系】属胡桃科。

【成熟周期】种植1~2年后成活率较高，每年果实成熟采收期在8~9月。

【种植时间】每年3月中下旬播种。

【食用部分】核桃仁。

【药用部分】核桃仁：治头晕、失眠、心悸、健忘、食欲不振、小便不利、高血压、冠心病、肺气肿。

芹菜

降压安神 · 清热解毒

芹菜属于伞形科植物，是深受人们喜爱的蔬菜之一。

我国芹菜主要分两种，本芹（中国类型）和洋芹（欧洲类型）。本芹叶柄较细长，按叶柄颜色又可分为青芹和白芹。洋芹叶柄肥厚宽扁，多实心，味淡。

食物成分（100克芹菜）	
热量	20千卡
蛋白质	1.2克
碳水化合物	4.5克
维生素E	1.3毫克
铁	1.2毫克
钙	80毫克
磷	38毫克
钾	206毫克
镁	18毫克
钠	159毫克

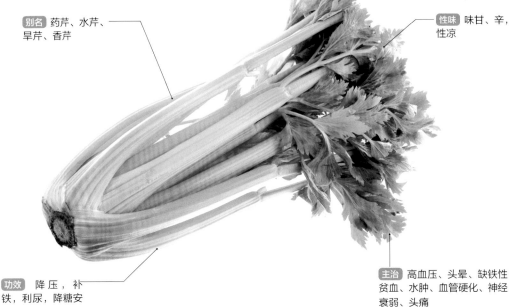

别名 药芹、水芹、旱芹、香芹

性味 味甘、辛，性凉

功效 降压，补铁，利尿，降糖安神，清热解毒

主治 高血压、头晕、缺铁性贫血、水肿、血管硬化、神经衰弱、头痛

功效特征

降压 芹菜是辅助治疗高血压及其并发症的首选食物，对于血管硬化和神经衰弱患者也有辅助治疗的作用。食用芹菜叶，效果更佳。

补铁 芹菜中铁含量较高，非常适宜女性及缺铁性贫血患者食用。

利尿 芹菜还含有利尿的有效成分——钾元素，能利尿消肿。

降糖安神 芹菜叶、茎含有挥发性物质，别具芳香，可以促进人的食欲；芹菜汁具有降血糖的功效；芹菜籽中有一种碱性成分，有安神的作用。

清热解毒 气候干燥时，人们容易感到口干舌燥、心烦，适量吃芹菜有助于清热解毒、消除烦躁。肝火过盛、皮肤粗糙及经常失眠、头痛的人可适当多吃些。

防癌 芹菜是高纤维食物，具有防癌抗癌的功效，经常食用还可以预防结肠癌。

选购小窍门

➜ 选购芹菜时，以长20～30厘米，菜叶翠绿、不枯黄，菜梗粗壮的为佳。

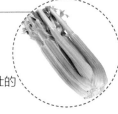

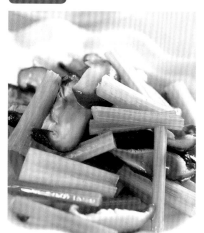

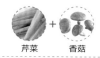
芹菜　香菇

→ 降压降脂+利尿通便

芹菜爆香菇

材料:
芹菜400克，香菇50克，醋、淀粉、酱油、味精、盐、食用油各适量。

做法:

❶ 芹菜洗净切段，用盐拌匀腌约10分钟，再用清水清洗，沥干待用；

香菇洗净切片；醋、味精、淀粉加水约50毫升兑成料汁待用。

❷ 油锅烧热后下入芹菜，煸炒3分钟后，投入香菇片炒匀；再加入酱油炒约1分钟，淋入料汁速炒，拌匀即可。

冬·季篇

中医课堂

[主治]	[材料]	[做法]
高血压	芹菜250克	切细，绞取汁液，顿服
胆固醇过高	芹菜60克 ＋ 红枣30克	加水煎汤，一日分2次服用
呕血	芹菜100克 ＋ 黄连6克	将二者加水煎服，每日2次
头痛眩晕	 芹菜100克 ＋ 龙胆草12克	二者加水煎服，早晚各服1次

小食谱

芹菜拌腐竹

材料:
芹菜1把，腐竹150克，胡萝卜1段，蒜末、香油、辣椒油、生抽、盐、米醋各适量。

做法:

❶ 腐竹洗净，置冷水中浸泡至无硬心捞出，切段。

❷ 芹菜洗净切段，胡萝卜洗净切粗丝。

❸ 碗内放辣椒油、香油等上述调料，搅拌均匀。

❹ 锅内加水烧沸，分别下腐竹、芹菜、胡萝卜，焯后捞出过凉开水，再捞出沥水后放入盘中。

❺ 盘内加蒜末，淋入做法❸的调料汁，搅拌均匀即可。

饮食宜忌

宜
→ 适合高血压、动脉硬化、缺铁性贫血患者。

忌
→ 脾胃虚寒、大便溏薄者不宜多食；
→ 血压偏低者也要慎食；
→ 芹菜忌炒得太熟烂，否则会造成多种矿物质和维生素流失。

古代名医论

　　李时珍说，芹有水芹、旱芹两种。水芹生长在江湖、池塘、沼泽边上；旱芹则生长在陆地上，有红、白两种。水芹二月生苗，叶子对节而生，像川芎。它的茎上有节棱，中间是空的，气味芬芳。五月开细白花，像蛇床花。芹菜对人身体的益处不小。

芥菜

解毒消肿 · 开胃消食

芥菜有好几种。青芥，又叫刺芥，像白菘，菜叶上有柔毛。大芥，也叫皱叶芥，叶子大而有皱纹，颜色深绿，味比青芥更辛辣。

食物成分（100克芥菜）	
热量	16千卡
蛋白质	1.8克
碳水化合物	2克
维生素E	0.6毫克
维生素C	72毫克
钙	80毫克
磷	36毫克
钾	224毫克
镁	18毫克
钠	29毫克

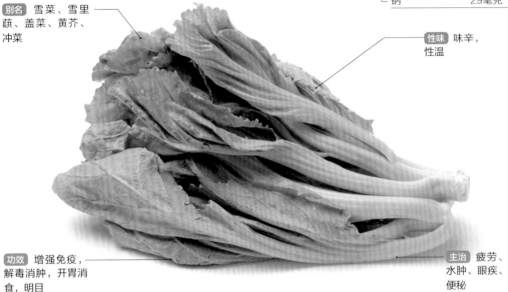

别名 雪菜、雪里蕻、盖菜、黄芥、冲菜

性味 味辛，性温

功效 增强免疫，解毒消肿，开胃消食，明目

主治 疲劳、水肿、眼疾、便秘

功效特征

增强免疫 芥菜富含维生素C，维生素E的含量也非常丰富。这两种维生素都有增强人体免疫力的作用。

解毒消肿 芥菜还有解毒消肿之功效，同时能抗感染和预防疾病的发生，促进伤口愈合，可用来辅助治疗感染性疾病。

明目 芥菜所含的胡萝卜素有明目的作用，可作为眼疾患者的食疗佳品。

开胃消食 芥菜组织较粗硬，含有大量纤维素和水分，可增加肠胃消化功能，促进肠蠕动，防治便秘。另外，芥菜腌制后有特殊鲜味和香味，能增强胃肠的消化功能，增进食欲，可用来开胃，帮助消化。

选购、储藏小窍门

➜ 大芥菜的外表有点像包心菜。挑选时，应选择包得比较饱满，且叶片肥厚，看起来很结实的芥菜。

➜ 新鲜芥菜放入透气袋后置于冰箱内可保存几天时间，且食用时其味道没有鲜食时那么苦。另外，也可将芥菜以沸水焯2~3分钟后冷藏保存，也可保存几天。

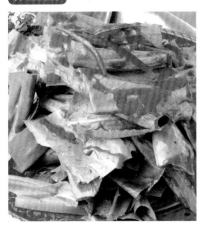

 芥菜 + 红辣椒 ➡ 健脾开胃+增进食欲

凉拌芥菜

材料:

芥菜200克，红辣椒1个，盐、味精、芝麻酱、醋、香油各适量。

做法:

❶ 芥菜洗干净，切成段，摆入盘中。

❷ 红辣椒洗净后切丝，摆入盘中。

❸ 取一只碗，将盐、味精、芝麻酱、醋、香油放入其中，搅拌均匀，制成味汁。

❹ 将调好的味汁均匀地淋在芥菜上即可。

中医课堂

[主治]	[材料]	[做法]
漆疮	 芥菜适量	水煎，涂洗患处
痔疮肿痛	 芥菜60克	捣烂取汁，频敷患处
风寒感冒，胃寒呕逆	红糖适量 + 芥菜250克 + 姜10克	芥菜和姜洗净，切碎，加红糖煎汤温服
痰多咳嗽	饴糖适量 + 芥菜250克 + 姜10克	芥菜和姜洗净，捣烂取汁，加饴糖以开水冲服

小食谱

素炒芥菜

材料:

芥菜200克，红辣椒半个，盐、花椒、蒜、食用油各适量，生抽少许。

做法:

❶ 芥菜洗净切段，红辣椒洗净切丝，蒜去皮，洗净切末。

❷ 油锅烧热，爆香花椒，捞出扔掉；爆香蒜末，加入红辣椒丝翻炒。

❸ 加入芥菜，转大火快炒。

❹ 炒至芥菜变色，调入盐和生抽即可。

饮食宜忌

宜
- ➡ 一般人群均可食用；
- ➡ 特别适合眼疾患者。

忌
- ➡ 腌制后的芥菜，高血压、血管硬化的患者应少食；
- ➡ 内热偏盛及热性咳嗽患者少食；
- ➡ 疮疡、便血者也不宜食用。

古代名医论

李时珍说，马芥，叶子像青芥叶。花芥，叶子边缘多呈锯齿状，像萝卜缨。紫芥，茎、叶都是紫色，像紫苏。石芥，茎秆低小。它们都在八九月下种。冬季吃的，俗称腊菜；春季吃的，俗称春菜；四月吃的，称作夏芥。芥菜中心长出的嫩薹，称为芥蓝，煮来吃，味道脆美。芥菜三月开花，花为黄色，呈四瓣。结的荚长一两寸。芥菜籽大小像苏子，但颜色呈紫色，味辛辣。将芥子研成细末，用水泡过之后就是芥酱，用来调佐肉吃，辛香可口。

姜

解毒杀菌 · 抗衰止呕

姜的原产地为东南亚地区，虽然所含的营养成分不多，但其独特的辛辣味及香味却有较高的药用价值。

食物成分（100克姜）	
热量	46千卡
蛋白质	1.3克
碳水化合物	10克
维生素C	2毫克
烟酸	0.3毫克
钙	27毫克
磷	25毫克
钾	295毫克
镁	44毫克
钠	15毫克

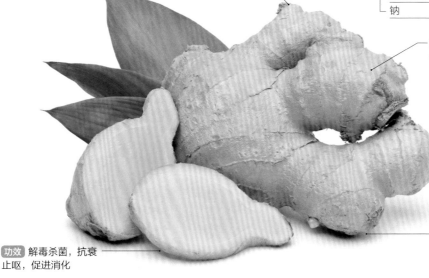

别名 生姜、黄姜、均姜

性味 味辛，性微温

功效 解毒杀菌，抗衰止呕，促进消化

主治 高血压、疮毒、老年斑、呕吐

功效特征

解毒杀菌 姜具有解毒杀菌的作用，其所含的姜酮和姜油有较强的杀菌效果，所以人们很久之前就把姜作为食用生鱼片时的作料。姜提取液具有显著抑制皮肤真菌的功效，能辅助治疗多种痈肿疮毒。

抗衰老 人体在进行正常新陈代谢时，会产生促使身体衰老的氧自由基。姜在进入人体后能产生一种抗氧化本酶，这种物质可以很好地抵抗氧自由基，从而发挥抗衰老的作用。有研究发现，老年人常吃姜还可有效缓解"老年斑"。

促进消化 姜中的姜辣素可以刺激消化道黏膜，增进食欲；能增强血液循环，刺激胃液分泌，兴奋肠道，促进消化。

发汗止呕 姜的挥发油、姜辣素等有效物质，有兴奋呼吸中枢和心脏、调节血压、发汗、止呕等作用。其所具有的药用价值已越来越受到人们的重视。

选购小窍门

➔ 选购姜时，应挑选表皮看得清纹理、颜色淡黄的，而且要肉质坚挺、不酥软、姜芽鲜嫩的。同时可以闻一下味道，如果有淡淡的硫黄味，说明姜被硫黄熏烤过，千万不要买。

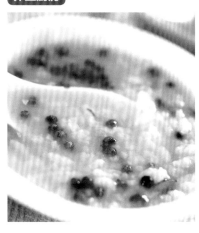

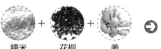

粳米　花椒　姜　　　➡ 温中止呕+调理肠胃

生姜花椒粥

材料：

粳米100克，花椒10克，姜2片，盐适量。

做法：

❶ 将粳米洗净放入锅中，加水800毫升，烧沸。

❷ 将花椒和姜片一起放入，慢火煮成粥，下盐调味即可。

注：分2次服用。

冬季篇

中医课堂

［主治］	［材料］	［做法］
外伤出血	姜适量	烧焦研末，伤口消毒后敷于患处
哮喘	姜20克　＋　鸡蛋2个	姜切碎，同鸡蛋搅匀，炒熟
风寒感冒	姜3片　＋　葱白1根　＋　红枣4颗	水煎服，盖被发汗

小食谱

红糖姜茶

材料：

红枣10克，姜5克，红糖10克。

做法：

❶ 姜洗净切丝，红枣洗净切片。

❷ 锅内放水，加入红糖、姜丝、红枣片。

❸ 以大火煮沸即可。

饮食宜忌

宜

➡ 风寒感冒者宜食；

➡ 宫寒痛经者宜多食；

➡ 适宜晕车晕船者。

忌

➡ 姜不可一次食用过多，每次大约食用10克即可；食用过多，反而会引起口干、咽痛等不适症状；

➡ 有内热者应忌食姜；

➡ 烂姜、冻姜食后易致癌，不可食用。

古代名医论

李时珍说，生姜宜种在微湿沙地中。四月取母姜栽种，五月就长出苗，像初生的嫩芦，只是叶稍宽像竹叶，对生，叶也辛香。秋季前后新芽迅速长出，像手指状。此时的嫩姜采食无筋，称为子姜。秋分后次之，下霜后姜就老了。

白萝卜

促进消化 · 保护肠胃

　　白萝卜是一种能促进消化的蔬菜，被称为"自然消化剂"，同时因其重要的药用价值，还有"小人参"之称，盛产季节为秋季到冬季。

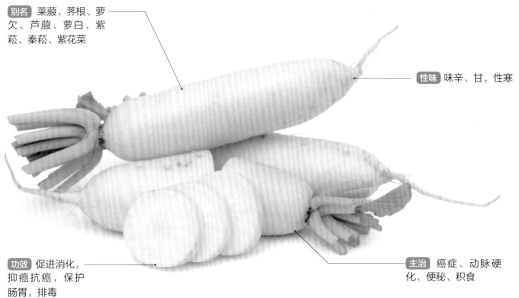

别名 莱菔、荠根、萝欠、芦菔、萝白、紫菘、秦菘、紫花菜

性味 味辛、甘，性寒

功效 促进消化，抑癌抗癌，保护肠胃，排毒

主治 癌症、动脉硬化、便秘、积食

功效特征

促进消化 白萝卜根茎部位含有淀粉酶及各种消化酶，能分解食物中的淀粉和脂肪，促进食物消化，解除胸闷，抑制胃酸过多，帮助肠胃蠕动，促进新陈代谢，具有助益消化的效果。

抑癌抗癌 白萝卜可分解亚硝胺等致癌物质，丰富的维生素C和膳食纤维等成分能抑制癌细胞的产生，有一定的抗癌效果。

保护肠胃 白萝卜中含辛辣成分烯丙基芥子油，种子含脂肪油，油中有芥酸等甘油酯及微量挥发成分等，都具有促进消化液分泌的作用，能让肠胃功能达到良好的状态。

排毒 白萝卜中的粗纤维可促进肠蠕动，减少粪便在肠内停留的时间，及时把大肠中的有毒物质排出体外。

选购小窍门

➡ 白萝卜的盛产季节为秋季到冬季。选购时要选择根茎白皙细致、表皮光滑、整体皆有弹力、带有绿叶的白萝卜。此外，挑选时要在手里掂一下，分量较重、感觉沉手的较好。

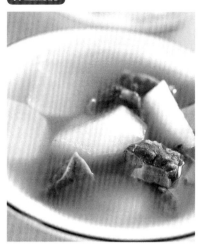

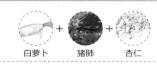
白萝卜 + 猪肺 + 杏仁

➡ 补肺纳气+清热化痰

萝卜炖猪肺

材料：

白萝卜300克，猪肺1个，杏仁20克，姜片、盐、味精、香油各适量。

做法：

❶ 猪肺挑除血丝气泡，洗净，切成小块；白萝卜洗净，切块；杏仁洗净，去皮。

❷ 将猪肺、白萝卜、杏仁一同放入砂锅中，注入清水600毫升，加入姜片，一同炖煮。

❸ 烧沸后，撇去浮沫，小火炖1小时，放入盐、味精，淋香油调匀即可。

［主治］	［材料］	［做法］
咳嗽	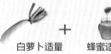 白萝卜适量 ＋ 蜂蜜适量	白萝卜去皮，水煮，加蜂蜜调味食用
口干，中风头晕	 白萝卜适量	捣汁饮用，也可用红糖水冲服
脚气	 白萝卜适量	白萝卜煮浓汁，热洗
小儿厌食，消化不良	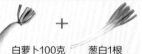 白萝卜100克 ＋ 葱白1根	洗净，切小块，捣烂取汁饮用

蚝油萝卜

材料：

白萝卜1个，蚝油适量，葱花、食用油各少许。

做法：

❶ 白萝卜洗净，削掉薄薄的一层外皮，切滚刀块。

❷ 热锅冷油，放入葱花炒出香味，放入白萝卜块翻炒一会儿。

❸ 放入蚝油，翻炒均匀，让白萝卜块均匀沾满蚝油。

❹ 加清水，没过白萝卜，大火烧沸，转中火炖软，出锅前撒点葱花即可。

宜

➡ 一般人群均可食用；
➡ 支气管炎和百日咳者宜食；
➡ 皮肤干燥者宜食；
➡ 糖尿病患者宜食。

忌

➡ 阴盛偏寒体质、脾胃虚寒的人不宜多食；
➡ 胃及十二指肠溃疡、慢性胃炎、先兆流产、子宫脱垂等患者忌食；
➡ 服用人参、西洋参时忌食白萝卜，否则容易影响药效。

古代名医论

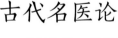

李时珍说，莱菔六月下种，秋季采苗，冬季挖根。春末抽高薹，开紫绿色的小花。夏初结角，角中的子大小如大麻子，长圆不等，为赤黄色。五月可再种。莱菔叶大的像芜菁叶，小的像花芥叶，都有细的柔毛。它的根有红、白两色，形状有圆、长两类。

番茄

健胃消食 · 防癌抗癌

番茄并不只是一种美味的蔬菜，在欧洲有一句谚语叫"家庭中有番茄，就不会发生胃痛"，说明它还具有一定的食疗功效。

食物成分（100克番茄）	
热量	19千卡
蛋白质	0.9克
碳水化合物	4克
维生素C	19毫克
维生素E	0.57毫克
钙	10毫克
磷	23毫克
钾	163毫克
镁	9毫克
钠	5毫克

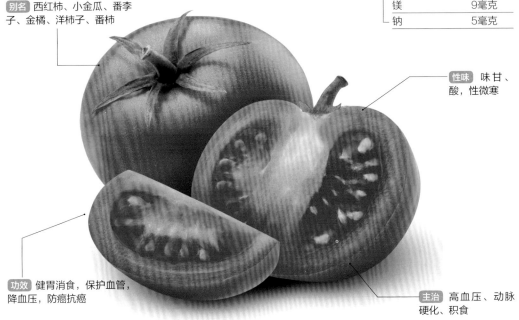

别名 西红柿、小金瓜、番李子、金橘、洋柿子、番柿

性味 味甘、酸，性微寒

功效 健胃消食，保护血管，降血压，防癌抗癌

主治 高血压、动脉硬化、积食

功效特征

健胃消食 番茄的酸味能促进胃液分泌，帮助消化；其所含的柠檬酸及苹果酸，能促进唾液和胃液分泌，促进消化。

保护血管 番茄含有丰富的维生素C，能强健血管。此外，番茄中还含有能强化毛细血管的芦丁成分，因此有保护血管的功效。

降血压 番茄中的矿物质以钾的含量最丰富，由于钾元素有助于排出血液中的盐分，因而具有降血压的功能。

防癌抗癌 值得一提的是，番茄红色部分含有的番茄红素，与β-胡萝卜素的类胡萝卜素系相似，也具有防癌的效果。常食番茄有利儿童大脑发育，增强智力。老人常吃则能延缓细胞衰老，防癌，番茄对末梢血管脆弱的脉硬化性高血压、高脂血症及冠心病患者均有一定食疗效果。

选购小窍门

➡ 选购番茄时，中大型番茄以形状丰圆、颜色绿，但果肩青色、果顶已变红者为佳，若完全红透，口感反而不好；小型番茄以形状丰圆或长圆、颜色鲜红者为佳。

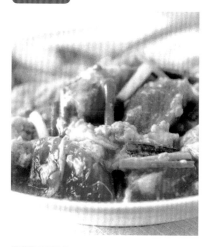

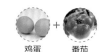

鸡蛋 + 番茄 ➡ 清热生津+健胃消食

番茄炒蛋

材料：

鸡蛋3个，番茄2个，小葱、鸡精、白糖、盐、食用油各适量。

做法：

❶ 小葱洗净，切3厘米长的段；番茄去蒂，洗净，切丁。

❷ 鸡蛋打入碗中，打匀，放入少许盐。

❸ 锅内放入适量油，油热后倒入鸡蛋液炒至半熟。

❹ 加入番茄丁及2大匙水炒至水分收干，加入调料即可。

冬季篇

中医课堂

［主治］	［材料］	［做法］
眼底出血	番茄1~2个	洗净，生吃
夜盲症	番茄80克 + 猪肝75克	二者煮熟当菜吃，适量食用
跌打肿痛	番茄2个 + 姜少许	番茄绞汁，加姜汁煮熟，适量饮用
牙龈出血	番茄75克 + 白糖适量	番茄切成片，蘸白糖吃

小食谱

番茄酱

材料：

番茄400克，白糖30克，淀粉20克，柠檬汁2毫升。

做法：

❶ 锅内加清水煮沸，入番茄烫1分钟。

❷ 番茄剥皮，去蒂切丁，倒入破壁机，加白糖、淀粉，打成酱。

❸ 将打好的酱放入锅中，以小火熬煮20分钟。

❹ 加柠檬汁，搅拌均匀，继续熬至浓稠即可。

饮食宜忌

宜

➡ 发热、食欲不振、习惯性牙龈出血者宜食；

➡ 贫血、头晕、心悸、高血压、急慢性肝炎、急慢性肾炎者宜食；

➡ 夜盲症和近视眼患者宜食。

忌

➡ 不宜空腹食用，否则易引起胃肠胀满、疼痛；

➡ 脾胃虚寒的人不宜多食；

番茄面面观

【出产地】原产自南美洲和中美洲地区，现在主要出产国是中国、美国、意大利和俄罗斯。

【所属科系】属茄科草本植物果实。

【成熟周期】一年2季，分别是1~5月和10~12月。

【食用部分】果实。

【药用部分】果实：治高血压、动脉硬化、牙龈出血、胃热口干。

茼蒿

养心降压 · 整肠健胃

茼蒿原产自中国，唐朝以前已在全国普遍种植。茼蒿的茎和叶可以同食，有特殊的香味，鲜香嫩脆，富含营养。它的形状类似菊花，所以又称为菊花菜。

食物成分（100克茼蒿）	
热量	21千卡
蛋白质	1.9克
碳水化合物	3.9克
维生素C	18毫克
维生素E	0.92毫克
钙	73毫克
磷	36毫克
钾	220毫克
镁	20毫克
钠	161毫克

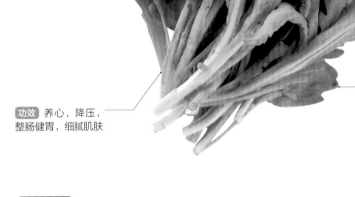

别名 蒿子秆、蓬蒿菜、蒿菜、菊花菜、茼莴菜、春菊、花冠菊

性味 味甘、辛，性平

功效 养心，降压，整肠健胃，细腻肌肤

主治 皮肤粗糙、高血压、便秘、胃动力不足

功效特征

细腻肌肤 如果想要拥有美丽的肌肤，就要多食茼蒿，因为它富含多种维生素，能改善肌肤粗糙。

养心 茼蒿具有强化心脏的有效成分。其一就是含有许多可在体内发挥维生素A效力的 β –胡萝卜素；其二就是含有丰富的膳食纤维；其三就是含有丰富的维生素C；其四就是它的挥发性香味，这是茼蒿特有的有效成分。

整肠健胃 茼蒿的香味除能养心，还可以促进肠胃运动，达到整肠健胃的效果，促进人体新陈代谢。

降低胆固醇 茼蒿含有新鲜且为深绿色的色素、叶绿素，具有降低胆固醇的功效。

降压 茼蒿也含有丰富的钾，能促进钠盐排出体外，对于患高血压的人来说，可以说是上佳的食辽蔬菜。

选购小窍门

➡ 茼蒿的盛产季节为早春。选购时，挑选叶片新鲜、绿叶浓茂的即可。

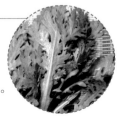

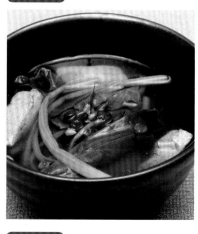

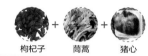

枸杞子 ＋ 茼蒿 ＋ 猪心　　⮕ 健脾开胃+养心降压

茼蒿猪心汤

材料:

茼蒿350克，猪心250克，枸杞子、味精、盐、料酒、白糖、食用油各适量。

做法:

❶ 将茼蒿去梗，洗净切段；猪心洗净切片；枸杞子洗净。

❷ 锅中放油烧热，投入猪心片煸炒至水干，加入适量盐、料酒、白糖、枸杞子和开水。

❸ 待水烧开后，把茼蒿倒入；等到茼蒿入味，水再次翻滚，放入味精即可。

冬季篇

中医课堂

[主治]	[材料]	[做法]
食欲不振	 茼蒿250克	焯后以香油、盐、醋拌匀
高血压，头晕目眩	 茼蒿200克	捣烂取汁，用温开水送服一小杯
十二指肠溃疡	茼蒿100克 ＋ 蒲公英30克	煎水服，连服1周
热咳痰黏	茼蒿90克 ＋ 冰糖适量	将茼蒿加水煎煮后去渣，再加冰糖分2次饮服

小食谱

清炒茼蒿

材料:

茼蒿300克，葱、姜、盐各少许，蚝油、食用油各适量。

做法:

❶ 茼蒿去除老茎和黄叶，洗净切段。

❷ 葱、姜洗净后切末待用。

❸ 油锅烧热，爆香葱、姜末。

❹ 放茼蒿快速翻炒几下，变软后加盐、蚝油继续翻炒半分钟即可。

饮食宜忌

宜

⮕ 适宜高血压患者、脑力劳动人士及骨折患者；

⮕ 适合慢性肠胃病和习惯性便秘者；

⮕ 适宜贫血患者食用。

忌

⮕ 多食易上火，一次不要吃太多；

⮕ 胃虚泄泻的人应忌食。

古代名医论

　　李时珍说，茼蒿八、九月下种，冬、春季节采摘其肥茎食用。它的花、叶都有点像白蒿，味辛、甘，散发蒿气。茼蒿四月起薹，高二尺多，开深黄色花，花的形状像单瓣菊花。一朵花结子近百个，呈球形，像地菘及苦荬子，最易繁茂。

　　《本经逢原》记载，茼蒿气浊，能助相火，禹锡言多食动风气，熏人心，令人气满。

　　《千金》记载，茼蒿安心气，养脾胃，消痰饮，是指素禀火衰而言，若肾气本旺，不无助火之患。

蒜

消除疲劳 · 防癌抗癌

原产于亚洲中部地区的蒜，早在5000年前的古埃及时代，就被认为是具有强壮身体作用的食物，其中的蒜素是蒜发挥药用价值的"主要功臣"。

食物成分（100克蒜）	
热量	128千卡
蛋白质	4.5克
碳水化合物	27.6克
维生素C	7毫克
维生素E	1毫克
钙	39毫克
磷	117毫克
钾	302毫克
镁	21毫克
钠	19.6毫克

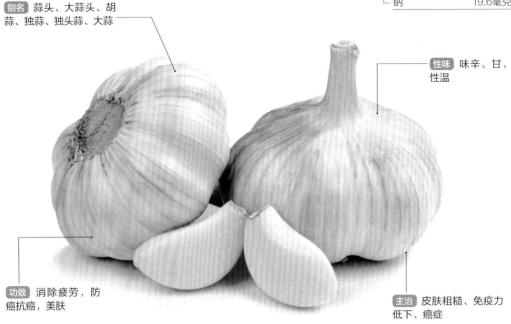

别名 蒜头、大蒜头、胡蒜、独蒜、独头蒜、大蒜

性味 味辛、甘，性温

功效 消除疲劳，防癌抗癌，美肤

主治 皮肤粗糙、免疫力低下、癌症

功效特征

消除疲劳 其中的蒜素具有强大的杀菌能力，可以消灭人体内的病菌，还能加快维生素B_1的吸收，促进碳水化合物的代谢，进而提供能量、消除疲劳。

防癌抗癌 蒜素能有效地抑制癌细胞活性，使之不能正常生长代谢，最终死亡；蒜中的锗和硒等元素有良好的抑癌或抗癌作用；蒜素还能激活巨噬细胞的吞噬能力，增强人体免疫功能，预防癌症的发生。

美肤 蒜外用可以促进皮肤血液循环，去除皮肤上老化的角质层，软化皮肤并增强其弹性，还可防止黑色素沉着，具有良好的美容功效。

选购、储藏小窍门

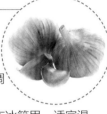

- 蒜以蒜头大，包衣紧，蒜瓣大且均匀，味道浓厚，辛香可口，汁液黏稠的为佳。

- 蒜可用塑料袋密封好放在冰箱里，适宜温度是0℃，适宜湿度为70%~75%，一般能存放几个月。

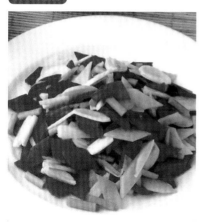

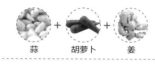

➲ 健脾开胃+杀菌解毒

冬季篇

蒜香胡萝卜片

材料:

蒜2个,胡萝卜500克,姜、盐、味精、食用油各适量。

做法:

❶ 胡萝卜洗净切片,蒜去皮,切成薄片,姜洗净切片。

❷ 油锅置于火上,待油烧热后,放入蒜片、姜片煸香;然后放入胡萝卜片翻炒,加入盐炒至胡萝卜入味,放入味精拌匀,即可出锅。

中医课堂

[主治]	[材料]	[做法]
预防感冒	 蒜100克	剥皮拍碎,水煎汤,每次1小杯
鼻炎	+ 蒜适量　白萝卜适量	捣烂取汁,滴入鼻孔中
胃纳不佳,脘腹痞满	+ 蒜5克　苋菜300克	苋菜焯一下,蒜捣成泥,连同调料拌匀即可
小儿百日咳	蒜25克　红糖10克　姜少许	水煎服,依年龄大小酌情服用

小食谱

香爆大蒜

材料:

蒜250克,烧烤料10克,孜然粉10克,辣椒粉5克,花椒粉3克,食用油适量。

做法:

❶ 蒜去皮洗净,晾干水分。

❷ 锅内放油烧至三成热,倒入蒜瓣,中火炸制。

❸ 蒜瓣焦黄后,捞出控油备用。

❹ 锅内留底油,放烧烤料、孜然粉、辣椒粉和花椒粉小火炒香。

❺ 倒入炸制好的蒜瓣,炒匀即可。

饮食宜忌

宜

➲ 与洋葱搭配有很好的抗癌作用;

➲ 与花生同食可增强维生素B_1的作用;

➲ 与猪肉同食可促进维生素B_1及多种营养素的吸收。

忌

➲ 不宜多食,否则易损目、伤肺;

➲ 阴虚火旺者应慎食。

古代名医论

李时珍说,大、小两种蒜都在八月下种。春天吃蒜苗,夏初则吃蒜薹,五月则吃其根,秋季收种。北方人不可一日无蒜。

《齐民要术》记载了一种"八和齑"的制作方式,其中重要的一味就是大蒜。其云:"蒜:净剥,掐去强根,不去则苦。尝经渡水者,蒜味甜美,剥即用;未尝渡水者,宜以鱼眼汤半许半生用。朝歌大蒜,辛辣异常,宜分破去心,全心用之,不然辣,则失其食味也。"

白菜

增强免疫 · 有助消化

中国是白菜的原产地，从古至今，人们对白菜的美味都赞不绝口。白菜是我国北方地区主要的冬季蔬菜，具有较高的营养价值。

食物成分（100克白菜）	
热量	18千卡
蛋白质	1.5克
碳水化合物	3.2克
维生素C	31毫克
维生素E	0.76毫克
钙	50毫克
磷	31毫克
铁	0.7毫克
镁	11毫克
钠	57毫克

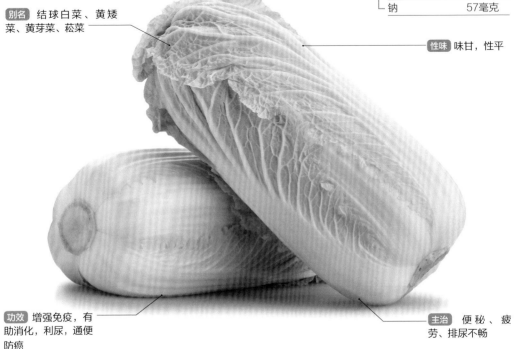

别名 结球白菜、黄矮菜、黄芽菜、菘菜

性味 味甘，性平

功效 增强免疫，有助消化，利尿，通便防癌

主治 便秘、疲劳、排尿不畅

功效特征

增强免疫 白菜含有多种营养素，其所含的大量维生素C，能帮助身体增强免疫力，具有预防感冒及消除疲劳的功效。

利尿 白菜热量较低，含有β-胡萝卜素、铁、镁，能提升钙质吸收率。另外，白菜中的钾有利尿作用。

有助消化 白菜还含有丰富的膳食纤维。由于经过炖煮的白菜有助消化，因此最适合肠胃不佳或病后患者食用。

通便防癌 白菜中含有大量的粗纤维，有促进肠道蠕动、帮助消化、防止大便干燥、保持大便通畅的功效，也能预防硅肺（由于长期吸入硅石粉尘而引起肺广泛纤维化的一种疾病，以呼吸短促为主要症状）、乳腺癌、大肠癌等疾病。

选购小窍门

➡ 选购白菜时，要看白菜根部切口是否新鲜水嫩。整棵买要选择卷叶坚实有重量感的；切开的要买断层面水平、无隆起的。白菜含有氧化酶，切开后会活性化，发生褐变，致使维生素C氧化，因此最好整棵购买。

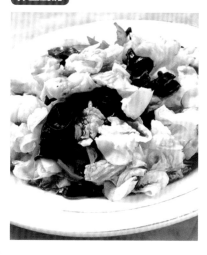

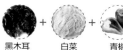

黑木耳 ＋ 白菜 ＋ 青椒 ➡ 健脾养胃+滋润肌肤

白菜拌木耳

材料：

黑木耳50克，白菜叶100克，青椒1个，盐、味精、酱油、醋、辣椒油、香油各适量。

做法：

❶ 将食材洗净，黑木耳入水泡发，白菜叶切成块，青椒去蒂，切块。

❷ 将黑木耳倒入沸水中焯熟，过凉水，去蒂切小块。

❸ 取一只碗，将盐、味精、酱油、醋、辣椒油、香油倒入碗中，搅拌均匀，调成味汁。

❹ 将黑木耳、白菜、青椒放入盘中，将调好的味汁淋入，搅拌均匀即可。

冬季篇

中医课堂

［主治］	［材料］	［做法］
宿醉	 白菜心1个	洗净，沸水焯后切碎，加调料凉拌食用
煤气中毒	＋ 白菜150克　白萝卜100克	将二者洗净，榨汁，饮服
白内障	＋ ＋ 白菜叶80克　银耳20克　枸杞子10克	将三者洗净，加水煎服，每日2次

小食谱

糖醋白菜

材料：

白菜240克，葱花5克，蒜片5克，干辣椒3克，白糖10克，醋10毫升，生抽5毫升，食用油适量。

做法：

❶ 白菜洗净切块。

❷ 油锅烧热，放干辣椒、葱花、蒜片、白糖，以大火爆香。

❸ 倒入白菜，翻炒均匀；倒入醋、生抽，翻炒至熟即可。

饮食宜忌

宜
- ➡ 适合肺热咳嗽、便秘、肾病患者；
- ➡ 女性宜多吃。

忌
- ➡ 忌食隔夜的熟白菜和未腌透的大白菜；
- ➡ 腹泻者尽量忌食；
- ➡ 气虚胃寒的人忌多吃。

古代名医论

李时珍说，菘菜（即白菜）有两种，一种茎圆厚，色微青；一种茎扁薄，色白。它们的叶都是淡青白色。南方的菘菜在地里过冬，北方的菘菜大多移入窖里。燕京种菜的人还用马粪培植菘菜，不让它见风日，长出来的苗叶都是嫩黄色的，吃起来脆美无渣，称为黄芽菜，富贵人家将它作为佳品。菘菜籽像芸薹籽，为灰黑色，八月以后下种，第二年二月开黄花，像芥花，花为四瓣。三月结角，也像芥角。菘菜做成腌菜最好，不宜蒸晒。

竹荪

益气补脑 · 提高免疫

竹荪因形状俊美，被人们称为"雪裙仙子""菌中皇后"。其营养丰富，味道鲜美，但生长环境恶劣，不易获得，历来被认为是珍稀之物。

食物成分（100克竹荪）	
热量	235千卡
蛋白质	19克
碳水化合物	60克
维生素E	1.2毫克
泛酸	12毫克
钙	55毫克
磷	288毫克
铁	12毫克
镁	134毫克
钠	68毫克

别名 竹参、竹笙、面纱菌、网纱菌、竹姑娘、竹菌

性味 味甘，性凉

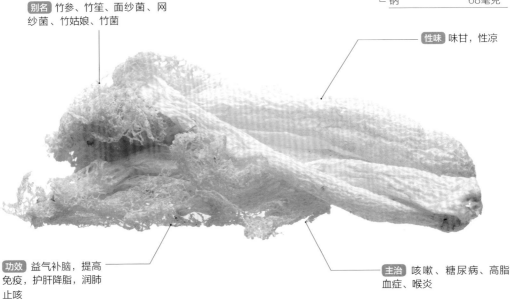

功效 益气补脑，提高免疫，护肝降脂，润肺止咳

主治 咳嗽、糖尿病、高脂血症、喉炎

功效特征

益气补脑 竹荪是优质植物蛋白的营养来源，并且含有多种氨基酸，其中8种为人体所必需，谷氨酸含量尤其丰富。竹荪所含的氨基酸大多以菌体蛋白的形态存在，不易流失，有益气补脑的功效。

提高免疫 竹荪中所含的半乳糖、葡萄糖、甘露糖和木糖等，在抗癌、抗凝血、抗炎症以及降血糖方面都有一定的作用，能提高人体免疫力。

护肝降脂 竹荪对于保护人体肝脏有一定的功效，能减少人体腹壁上脂肪的积存，也就是我们通常所说的"刮油"，由此能够达到降血脂及减肥的效果。

润肺止咳 竹荪有补气养阴、清热利湿、润肺止咳的功效，对肺虚热咳、喉炎、痢疾等疾病有一定的食疗作用。

选购小窍门

➡ 干竹荪比较轻，商家为了使竹荪称起来更重些，可能在竹荪中灌浆，因此挑选的时候可以把竹荪抓在手中捏紧，手感干燥松软的，质量较好，烹调后口感也较佳。

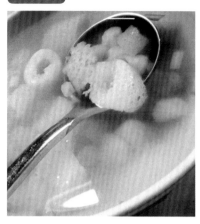

 +

竹荪　干贝

➲ 滋阴润肺+健脾养胃

冬季篇

竹荪干贝汤

材料：

竹荪5个，干贝20粒，姜2片，芹菜1根，盐、鸡精各适量。

做法：

❶ 竹荪泡水10分钟，捞出后洗净切段；芹菜洗净切粒备用。

❷ 干贝洗净泡发，放入炖锅加水炖煮15分钟。

❸ 锅中加入竹荪、姜片，继续炖煮15分钟。

❹ 撒上芹菜粒，调入盐、鸡精即可。

中医课堂

［主治］	［材料］	［做法］
贫血	竹荪适量 + 猪肝适量	二者洗净，猪肝打碎加调料蒸成肝糕，然后和竹荪一起煮汤
食欲不振	干竹荪适量 + 鲫鱼适量 + 鸡蛋适量	鱼肉剁蓉，加调料放入泡开的竹荪中，蘸鸡蛋液煎至金黄色
肥胖	竹荪适量 + 银耳适量 + 鸡蛋适量	银耳、竹荪洗净，以水煮沸后洒入鸡蛋糊中，加调料后食用

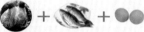

小食谱

竹荪红枣糖水

材料：

竹荪6个，红枣12颗，莲子30颗，冰糖50克。

做法：

❶ 竹荪泡好洗净，放入开水中焯烫2分钟捞出，沥去水分。

❷ 莲子、红枣洗净备用。

❸ 竹荪、莲子、红枣放入煮锅中，加入1200毫升清水，煮开撇去浮沫后，转小火熬20分钟。

❹ 放入冰糖，以小火续煮15分钟即可。

饮食宜忌

宜
➲ 肥胖、脑力工作者宜多吃；
➲ 适宜高血压、高脂血症、高胆固醇血症、癌症患者食用；
➲ 失眠及免疫力低下者宜常食。

忌
➲ 黄裙竹荪，也叫杂色竹荪，有毒，不可食用；
➲ 腹泻的人不宜食用竹荪；外感者也应忌食。

古代名医论

　　孟诜说，慈竹林夏季逢雨时，滴汁到地上而生蓐。它的形状似鹿角，白色，可以食用。

　　陈藏器说，竹肉（即竹荪）生长在苦竹枝上，如鸡蛋，似肉块，有大毒。

　　李时珍说，竹蓐即竹菰（指竹荪），生长在朽竹的根节上。它的形状像木耳，红色。

　　《酉阳杂俎》中记载，江淮有竹肉，大如弹丸，味如白树鸡，说的就是竹蓐。生长在苦竹上的有毒。

银耳

滋阴润肺 · 防癌抗衰

银耳是一种常见的营养滋补佳品，又是扶正强壮的"补药"，被人们誉为"菌中之冠"，自古以来也是皇家贵族的"延年益寿之品"。

食物成分（100克银耳）	
热量	200千卡
蛋白质	10克
碳水化合物	67克
维生素E	1.3毫克
维生素C	2毫克
维生素D	0.97毫克
钙	36毫克
磷	369毫克
铁	4毫克
镁	54毫克
钠	82毫克

别名 白木耳、雪耳、白耳子、银耳子

性味 味甘，性平

功效 促进生长发育，抗癌，抗衰老，养颜减脂

主治 胃炎、便秘、肺热咳嗽、肺燥干咳、妇女月经不调

功效特征

促进生长发育 银耳富含多种营养物质，其蛋白质中含有17种氨基酸，绝大多数是人体所必需的。银耳含有大量维生素D，能防止钙流失，十分有益于儿童的生长发育。

抗癌抗衰老 银耳也具有很高的医疗保健价值。银耳所含的多种多糖，能保护肝脏，促进蛋白质与核酸的合成，并能抗癌、抗衰老。

养颜减脂 银耳中的纤维性多糖可以滋养皮肤，祛除脸部黄褐斑和雀斑，有紧致肌肤的功效。银耳中还含有膳食纤维，可促进胃肠蠕动，减少人体对脂肪的吸收，达到减肥的效果。

滋阴润肺 银耳所含氨基酸种类丰富，可益气润肺，对老年慢性支气管炎、肺源性心脏病均有一定食疗效果。

选购小窍门

➡ 银耳以颜色黄白、新鲜有光泽、瓣大、清香、有韧性、发胀性好、无斑点杂色、无碎渣的品质最佳。质量较差的银耳色泽不纯或带有灰色，没有韧性，耳基未除尽，发胀性差。

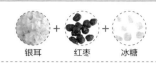

银耳　红枣　冰糖

➡ 滋阴润肺+补益气血

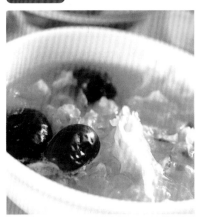

银耳红枣羹

材料：

银耳15克，红枣10颗，冰糖适量。

做法：

❶ 银耳用冷水泡开，洗净，去蒂。

❷ 红枣洗净，去核，与银耳一同放入锅中。

❸ 加水600毫升，小火煮至熟，再放入冰糖即可。

冬季篇

中医课堂

［主治］	［材料］	［做法］
咳血、呕血	银耳50克 ＋ 冰糖适量	浸泡后加热炖成糊，加冰糖服用
胃癌	银耳15克 ＋ 冰糖50克	将银耳煎熟，加冰糖服用
肺热干咳	银耳40克 ＋ 鲜百合50克 ＋ 蜂蜜50毫升	先将百合洗净，再加入银耳、蜂蜜，一同炖服

小食谱

山楂银耳羹

材料：

山楂6颗，干银耳15克，红糖80克。

做法：

❶银耳以冷水泡发，去蒂洗净后撕成小块；山楂去核洗净备用。

❷锅中放入银耳，倒入清水，大火煮沸后，转小火慢炖1小时。

❸放入山楂、红糖继续炖10分钟即可。

饮食宜忌

宜

➡ 一般人群均可食用；

➡ 适合老年慢性支气管炎、肺源性心脏病患者；

➡ 免疫力低下、体质虚弱、阴虚火旺者宜食；

➡ 月经不调的妇女也可多食；

➡ 肺热咳嗽、胃炎、癌症、便秘患者宜食。

忌

➡ 患有外感风寒的人需谨慎食用；

➡ 糖尿病患者应慎食。

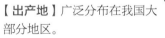

银耳面面观

【出产地】广泛分布在我国大部分地区。

【所属科系】属银耳科菌类。

【成熟时间】每年在夏秋季节生于阔叶树的腐木上，春秋时节采收。

【食用部分】干燥的子实体。

【药用部分】子实体全体：治低热出汗、大便燥结、胃阴虚、病后体虚、高血压、血管硬化、虚劳咳嗽、咯血、水肿、痰中带血等。

香菜

健胃利尿 · 发表透疹

香菜之所以香，主要是它含有挥发油和挥发性香味物质，常被用作菜肴的点缀、提味之品，是人们喜欢食用的蔬菜之一。

食物成分（100克香菜）

热量	31千卡
蛋白质	1.8克
碳水化合物	6.2克
维生素E	0.8毫克
维生素C	48毫克
钙	101毫克
磷	49毫克
钾	272毫克
镁	33毫克
钠	48毫克

别名 香荽、胡菜、园荽、芫荽、胡荽

性味 味辛，性温

主治 感冒、肥胖、排尿不畅、消化不良

功效 发表透疹，消食开胃，减脂

功效特征

除腥膻味 现代研究发现，香菜含有挥发油和挥发性香味物质。这些香味物质能去除肉类的腥膻味，因此香菜是许多中餐食材中不可或缺的配菜。

健胃利尿 香菜芳香香健胃，可祛风解毒、透发麻疹及风疹；所含的苹果酸、钾等成分能促进血液循环；香菜也有利尿、改善心肌收缩的功效。

防治夜盲症 香菜营养丰富，含有多种维生素和丰富的矿物质；胡萝卜素含量很高，在人体内转化成维生素A，有促进人体生长发育、防治夜盲症的作用。

减脂 由于香菜有刺激性气味，因此虫害少，一般不需要喷洒农药，非常适合生食、泡茶用。生食香菜可以帮助改善代谢，利于减肥美容。日本流行用香菜泡茶，并认为香菜茶的排油效果超过柠檬茶和薄荷茶。

选购小窍门

➔ 选购时，应挑选棵大、颜色鲜绿、带根的香菜。除了观察叶片是否新鲜外，还可看看香菜根是否有被虫咬过的痕迹。

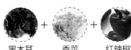

黑木耳　香菜　红辣椒

➡ 健胃消食+通便排毒

香菜拌黑木耳

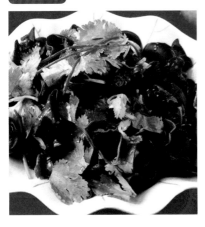

材料：

黑木耳适量，香菜3棵，红辣椒1个、盐、味精、醋、酱油、香油各适量。

做法：

❶ 食材洗净，香菜切段，黑木耳泡发，红辣椒切丝。

❷ 将切好的黑木耳倒入沸水中焯一下后捞出，沥水，放入盘中。

❸ 将盐、味精、酱油、醋、香油放入碗中，搅拌均匀，制成味汁。

❹ 将香菜段、红辣椒丝放入盛黑木耳的盘中，淋入味汁，搅拌均匀即可。

中医课堂

[主治]	[材料]	[做法]
麻疹初起	香菜适量	洗净，水煎，趁热熏鼻或蘸汤擦面颈部
高血压	香菜10克 ＋ 葛根10克	洗净，加水煎服，早晚各1次，1次服50毫升
呕吐、反胃	香菜50克 ＋ 甘蔗100克	二者洗净，榨汁，加热温服，一日2次
消化不良	香菜适量 ＋ 姜适量 ＋ 陈皮适量	洗净后共煮粥食

小食谱

鸡蛋炒香菜

材料：

香菜150克，鸡蛋4个，盐、胡椒粉、食用油各适量。

做法：

❶ 鸡蛋打入碗里，加少许盐和胡椒粉，再加适量温水，充分搅匀。

❷ 香菜择洗干净，切成段，注意保留香菜根。

❸ 油锅烧热，鸡蛋液倒入锅中，煎炒至蛋液凝固。

❹ 撒入香菜，翻炒至微软，加盐调味即可。

饮食宜忌

宜
➡ 外感风寒、脱肛患者宜食；
➡ 食欲不振者宜食；
➡ 尤其适合出麻疹的小儿食用。

忌
➡ 服维生素K时不应食用香菜；
➡ 麻疹未透而热毒壅滞者不应食用；
➡ 患口臭、狐臭、严重龋齿、胃溃疡的人要少吃香菜。

古代名医论

李时珍说，胡荽（即香菜）到处都有种植。八月下种，阴天尤好。初生时茎柔叶圆，叶有花歧，根软而白。冬春采摘，香美可食，也可做成酸菜。胡荽是道家五荤之一。它在立夏后开细花成簇，像芹菜花，颜色呈淡紫色。五月收子，子像大麻子，也辛香。

《嘉祐本草》记载，香菜消谷，治五脏，补不足，利大小肠，通小腹气，拔四肢热，止头痛，疗痧疹不出，作酒喷之立出，通心窍。

荸荠

清热解毒 · 整肠通便

荸荠在我国已有2000多年的栽培历史，而且人们很早就开始食用。因其味甜多汁、清脆可口，自古便有"地下雪梨"之称，也被誉为"江南人参"。

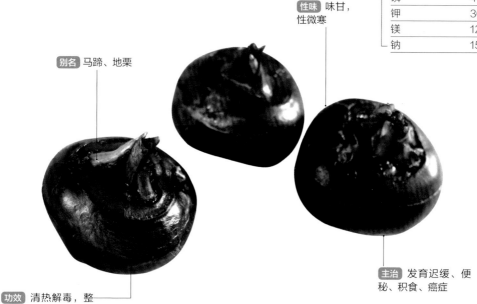

别名 马蹄、地栗

性味 味甘，性微寒

功效 清热解毒，整肠通便，促进生长发育，抑菌防癌

主治 发育迟缓、便秘、积食、癌症

功效特征

促进生长发育 荸荠中含有丰富的磷，其含量是根茎类蔬菜中最高的。磷能促进人体生长发育和维持生理功能，对牙齿、骨骼的发育有很大好处。同时可促进体内的碳水化合物、脂肪、蛋白质三大营养素的代谢，有益人体生长发育。

整肠通便 荸荠富含黏液质，有润肺、化痰、生津作用。所含的淀粉及粗蛋白，能促进大肠蠕动，所含的粗脂肪可加强滑肠通便的作用。荸荠水煎汤汁能利尿通淋，对于小便不通有一定的食疗作用。

清热解毒 荸荠生吃或煮食都可以，饭后生吃开胃下食，除胸中实热，消宿食。制粉食，有明耳目、消黄疸、解毒的作用。

抑菌防癌 荸荠含有不耐热的抗菌成分——荸荠英，对金黄色葡萄球菌、大肠杆菌、绿脓杆菌等均有抑制作用，对降低血压也有一定效果，还可防治癌症。

选购小窍门

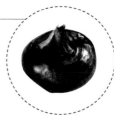

● 荸荠的盛产季节在冬、春两季。选购时，应选择个体大，外皮呈深紫色，而且芽粗短的。

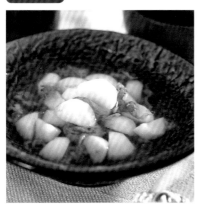

 ➡ 清热化痰+生津止渴

荸荠　海蜇丝

荸荠海蜇汤

材料：

荸荠30克，海蜇丝50克。

做法：

❶ 荸荠洗净，去皮，切块；海蜇丝洗净。

❷ 荸荠、海蜇丝一同放入砂锅中，加适量水煮至熟即可。

冬季篇

［主治］	［材料］	［做法］
便血	荸荠60克 ＋ 米酒50毫升	荸荠捣汁加米酒煎热，空腹饮用
咽喉肿痛	荸荠适量	绞汁冷服，每次125克
流感	荸荠250克 ＋ 甘蔗1根	入锅煎汤饮服
咳嗽痰多	荸荠100克 ＋ 白萝卜100克 ＋ 麦冬10克	前二者捣汁，加麦冬，煎汤服

荸荠炒肉

材料：

荸荠350克，猪瘦肉150克，盐、白糖、酱油、蚝油、淀粉、食用油各适量，蒜片、香芹、红辣椒各少许。

做法：

❶ 荸荠洗净去皮切片，红辣椒去蒂，与香芹洗净切段，蒜拍碎备用。

❷ 猪瘦肉洗净切片，放入碗中，加蒜片、盐、白糖、淀粉、酱油，腌渍10分钟。

❸ 热锅凉油，猪瘦肉放入锅内炒制，稍变色即放红辣椒与香芹。

❹ 放入荸荠，翻炒片刻后加盐、白糖、酱油和蚝油，大火翻炒均匀即可。

宜

➡ 一般人群均可食用；
➡ 适宜儿童和中暑患者食用；
➡ 咽喉干痛、咳嗽痰多者宜食；
➡ 消化不良、大小便不利及癌症患者也可多食。

忌

➡ 小儿消化力弱者应忌食；
➡ 脾胃虚寒的人应忌食。

古代名医论

　　李时珍说，凫茈生长在浅水田中。其苗三、四月出土，一茎直上，没有枝叶，状如龙须。种在肥田里的，茎粗如葱、蒲，高二三尺。其根白嫩，秋后结果，大如山楂、栗子，而脐有聚毛，累累向下伸入泥中。野生的，色黑而小，食时多涩。种植的，色紫而大，食时多汁。吴人三月下种，霜后苗枯，冬春时掘收为果，生食、煮食都很好。

冬季 蔬果一览

白菜
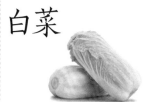

「性 味」味甘, 性平
「归 经」入肺、胃、大肠经
「功 效」增强免疫, 有助消化, 利尿, 通便防癌

白萝卜

「性 味」味辛、甘, 性寒
「归 经」入肺、胃、脾经
「功 效」促进消化, 保护肠胃, 抑癌抗癌, 排毒

蒜

「性 味」味辛、甘, 性温
「归 经」入脾、肺、胃经
「功 效」消除疲劳, 防癌抗癌, 美肤

红枣
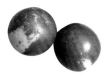

「性 味」味甘, 性平
「归 经」入心、脾、胃经
「功 效」补钙补铁, 益胆和胃, 保护肝脏, 抗疲劳

番茄
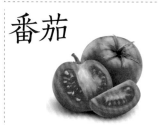

「性 味」味甘、酸, 性微寒
「归 经」入胃、肝、肺、大肠经
「功 效」健胃消食, 防癌抗癌, 保护血管, 降血压

荸荠
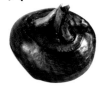

「性 味」味甘, 性微寒
「归 经」入肺、胃经
「功 效」清热解毒, 整肠通便, 促进生长发育, 抑菌防癌

姜
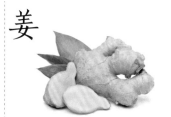

「性 味」味辛, 性微温
「归 经」入肺、胃、脾经
「功 效」解毒杀菌, 抗衰止呕, 促进消化

甘蔗
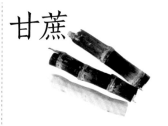

「性 味」味甘, 性寒
「归 经」入肺、胃、脾经
「功 效」清热消渴, 润肺益胃, 祛痰止呕, 解毒

银耳
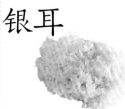

「性 味」味甘, 性平
「归 经」入肺、胃经
「功 效」防癌抗衰, 滋阴润肺, 促进生长发育, 养颜减脂

芥菜
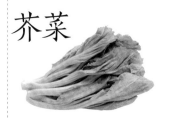

「性 味」味辛, 性温
「归 经」入肺、胃、肾经
「功 效」增强免疫, 解毒消肿, 开胃消食, 明目

香菜
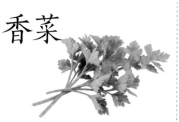

「性 味」味辛, 性温
「归 经」入肺、脾、肝经
「功 效」发表透疹, 健胃利尿, 减脂, 防治夜盲症

茼蒿
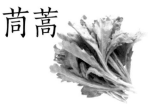

「性 味」味甘、辛, 性平
「归 经」入肝、肾经
「功 效」养心降压, 整肠健胃, 细腻肌肤

芹菜

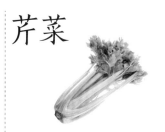

「性 味」味甘、辛，性凉
「归 经」入肺、胃、肾、肝经
「功 效」清热解毒，降糖安神，降
　　　　压，补铁，利尿

榴梿

「性 味」味甘、淡，性热
「归 经」入肝、肾、肺经
「功 效」补养身体，散寒止痛，
　　　　止痒

核桃

「性 味」味甘，性温
「归 经」入肾、肺、大肠经
「功 效」降胆固醇，延缓衰老，抗
　　　　癌，防辐射

竹荪

「性 味」味甘，性凉
「归 经」入胃、大肠经
「功 效」益气补脑，提高免疫，护
　　　　肝降脂，润肺止咳

含章 ❀♥
新实用

美 食 菜 谱 / 中 医 理 疗
阅读图文之美 / 优享健康生活